FISIOTERAPIA ACTIVA EN LAS LESIONES DEL CORREDOR

Rodrigo Martín San Agustín
Adrián Escriche Escuder

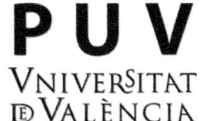

PUV
VNIVERSITAT
ID VALÈNCIA

Colección: Educació. Laboratori de Materials, 98

Este texto ha sido publicado en el marco de los programas desarrollados dentro de la «Convocatoria del Ministerio de Educación y Ciencia para la financiación de la adaptación de las instituciones universitarias al Espacio Europeo de Educación Superior» (septiembre de 2006)

Publicacions de la Universitat de València
https://puv.uv.es
publicacions@uv.es

Diseño de la cubierta: Celso Hernández de la Figuera

ISBN: 978-84-1118-434-2
Depósito legal: V-3072-2024

Impreso en España

ÍNDICE

AUTORES

Rodrigo Martín San Agustín

Fisioterapeuta, Doctor en Fisioterapia por la Universitat de València.
Profesor Ayudante Doctor del Departamento de Fisioterapia de la Universitat de València.

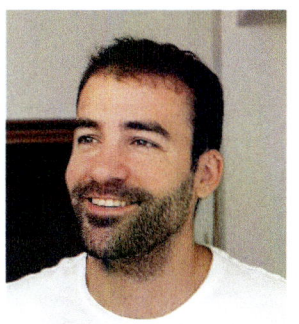

Rodrigo Martín es un apasionado del atletismo, deporte que practicó desde los 12 años hasta los 25 años como velocista. El atletismo fue el motivo que le hizo estudiar fisioterapia y viajar a Valencia desde su Salamanca natal. Tras graduarse en Fisioterapia por la Universitat de València, continuó su formación estudiando dos másteres en la misma universidad y doctorándose en junio del 2020.

Actualmente combina la docencia con la investigación, siendo profesor de fisioterapia en el Grado de Fisioterapia de la Universitat de València e imparte docencia en diferentes postgrados. Es Director del grupo de investigación CLIDET (Clinimetría y desarrollo tecnológico en ejercicio terapéutico), habiendo publicado diversos artículos centrados en el ejercicio físico y clinimetría.

Adrián Escriche Escuder

Fisioterapeuta, Doctor en Ciencias de la Salud por la Universidad de Málaga.
Profesor Ayudante doctor del Departamento de Fisioterapia de la Universitat de València.

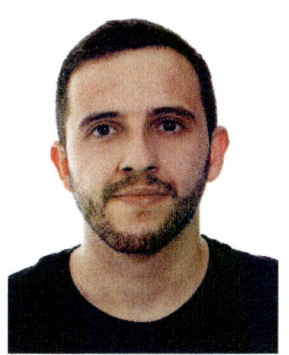

Enamorado del deporte y el *running*, Adrián Escriche se graduó en Fisioterapia y obtuvo el Máster en Recuperación Funcional por la Universitat de València. Tras varios años como fisioterapeuta de la sección femenina del Valencia C.F. y en el pádel autonómico de la Comunidad Valenciana, partió hacia Málaga para disfrutar durante 4 años de un contrato predoctoral FPU del Ministerio de Universidades de España.

En el 2023, volvió a Valencia para ser profesor en el Grado en Fisioterapia de la Universitat de València, lo cual combina con ser docente en el Experto en Ejercicio Terapéutico y Readaptación Funcional de la Universidad de Málaga. Su investigación clínica está protagonizada por el manejo de la patología del tendón, temática sobre la que realizó su tesis doctoral.

PRÓLOGO

Dentro de los giros y vaivenes de la fisioterapia, nuestra querida profesión, es posible que en ocasiones ésta haya perdido un tanto la orientación. Estamos ante una profesión sanitaria con la recuperación del paciente como premisa, con la optimización del movimiento como medio, y con un excesivo sinfín de herramientas no siempre adecuadas, o al menos ajustadas a tal propósito.

La historia nos da muestras de una fisioterapia excesivamente mecanicista, de anhelos de tecnologizar opciones que han llegado a avergonzar al sentido común, y de un amor por el efectismo que generalmente ha dejado en segundo plano la efectividad. Pero también nos presenta los loables avances en el uso de la educación, la terapia manual y el ejercicio terapéutico, bajo un razonamiento clínico coherente, científico y basado en un paradigma biopsicosocial.

Esta obra ofrece una oportunidad para retomar la perspectiva y afianzar una buena orientación. Un texto que, sin decoración innecesaria y con claridad expositiva, defiende la recuperación del corredor mediante medidas activas.

Este libro ayuda al fisioterapeuta a sentirse cómodo despegándose de la camilla, sin temor a perder su identidad, y con la seguridad de ofrecer al paciente la mejor praxis. Propone los procedimientos con mayor plausibilidad biológica, científica y clínica para que el corredor supere con éxito sus lesiones.

En "Fisioterapia Activa en las lesiones del corredor", Rodrigo y Adrián han organizado su propuesta en base a aquellas situaciones lesionales más frecuentes, acorde a la evidencia actual, que rodean la práctica de la carrera. Redactan acerca de las diferentes tendinopatías en el corredor, el controvertido síndrome de estrés tibial medial, la fasciopatía plantar, el esguince de tobillo, las lesiones musculares... Aquellos fisioterapeutas que hayan trabajado con corredores, sin duda encontrarán un alto porcentaje de aquello por lo que sus pacientes les han consultado. Y seguro que agradecerán el énfasis que los autores han dado al manejo de las cargas como herramienta terapéutica.

Como corredor (creo que un poco de cada capítulo me he debido de lesionar), como fisioterapeuta, y como hace años profesor y actualmente compañero y amigo de los autores, no puedo más que aplaudir esta contribución a la fisioterapia.

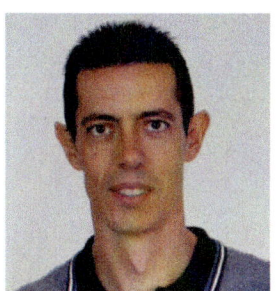

Carlos López Cubas
Fisioterapeuta.
Profesor de la Universitat de València y la Universidad CEU Cardenal Herrera.
Gerente del Centro de Fisioterapia OSTEON Alaquàs.
Autor de "Cuentos Analgésicos", "Neurodinámica en la Práctica Cínica", "Ciática, supérala paso a paso" y "Pattern Recognition of Clinical Syndromes related to Neuromusculoskeletal Pain Disorders".
Socio Fundador de la Sociedad Española de Fisioterapia y Dolor.

Capítulo 1
EPIDEMIOLOGÍA

Introducción

Correr se ha convertido en uno de los hábitos deportivos más practicados por la población en la última década, creciendo su práctica año tras año. Diferentes informes evidencian este crecimiento. Por ejemplo, los últimos datos oficiales del Ministerio de Educación, Cultura y Deporte se recogen en la Encuesta de Hábitos Deportivos en España del 2022, mostrando que el 19% de los encuestados había corrido durante ese año.[1] Otras encuestas o informes de entidades privadas más recientes, como son los publicados por Cinfasalud o We are testers y Runnea[2,3] en el 2017 o Strava en el pasado 2020[4], abordan el perfil y hábitos de los corredores y de las corredoras en España, aportando datos de nuevo sobre un interés creciente en esta práctica.

De este modo, y basándonos en estos últimos informes, podríamos definir que el corredor en España se caracteriza por correr entre 2-3 sesiones semanales de entre 5-10 kms, y aunque los informes del 2017 indicaban una mayor proporción de hombres (63%-75.9%) respecto a mujeres (35%-24.1%),[2,3] los datos aportados por Strava para el 2020 parecen indicar un aumento de la actividad para las mujeres.[4] Además, cabe indicar que la actual crisis sanitaria provocada por el COVID-19, ha generado un aumento de la carrera al aire libre por la población española.[4]

Epidemiología

A pesar de los beneficios que correr tiene sobre la masa y grasa corporal, la frecuencia cardíaca en reposo, el VO2máx, los triglicéridos y el colesterol HDL,[5] diferentes lesiones son asociadas comunmente a tal práctica. Determinar cuáles son las lesiones con mayor incidencia, es decir, aquellas que ocurren en mayor número por cada 1000h de carrera, es esencial para identificar prioridades en las estrategias de prevención. Aun así, debido a la gran heterogeneidad presente en los estudios sobre epidemiología en corredores, con diferente perfil deportivo (p.e. nivel amateur/ profesional) o diferentes definiciones para las lesiones, dificultan determinar cuáles son las lesiones con mayor incidencia en corredores. Para solventar esta situación, Lopes y cols. (2012) realizaron una revisión sistemática con el fin de examinar tales incidencias lesionales, quedando recogidas aquellas ocho con mayor incidencia en la tabla 1. Precisamente, éstas han sido las lesiones elegidas para ser abordadas en este libro en relación con sus mecanismos lesionales, sintomatología, exploración y abordaje terapéutico mediante ejercicio.

Tabla 1.1 Incidencias expresadas en % de frecuencia para las ocho lesiones más comunes en corredores

	Incidencia (%)
Síndrome de estrés tibial medial	13.6–20.0
Tendinopatía de Aquiles	9.1–10.9
Fasciopatía plantar	4.5–10.0
Tendinopatía rotuliana	5.5–22.7
Esguince de tobillo	10.9–15.0
Síndrome de la cintilla iliotibial	1.8–9.1
Lesión de los isquiotibiales	10.9
Fractura de estrés tibial	9.1

Tabla adaptada y traducida del artículo de Lopes y cols. (2012)[6]

Capítulo 2
TENDINOPATÍA AQUÍLEA

DEFINICIÓN

Frente a términos mayoritariamente utilizados en décadas anteriores como tendinitis o tendinosis, tendinopatía es el término de preferencia para la presentación clínica de dolor en el tendón y pérdida de función asociada a la carga (de carácter mecánico).[7]

Realmente, el concepto de tendinopatía es complejo y recoge un amplio espectro de presentaciones. Así, tendinopatía es un término que no necesariamente implica (ni excluye) la presencia de un proceso patológico o bioquímico concreto (degeneración o inflamación), algo que facilita el abordaje fisioterápico debido a que estos procesos no son fácilmente evaluables durante la práctica clínica.

Mecanismo de lesión

Por su propia función, el tendón es una estructura diseñada y preparada para transmitir cargas mecánicas. De este modo, tendones como el Aquíles juegan un papel esencial como estructura de absorción y liberación de energía en movimientos como los saltos, así como también en actividades tan cotidianas como la deambulación.[8]

En general, aplicando cargas tensiles adecuadas, se pueden provocar estímulos en el tendón que permitan el desarrollo de adaptaciones, aumentando así la capacidad del mismo. Sin embargo, ante la aplicación de cargas excesivas se puede iniciar en el tendón una respuesta aguda relacionada con una fase reactiva sintomática. También, con cargas anteriormente bien toleradas, pero tras una ausencia de carga más o menos prolongada

que haya podido menoscabar la capacidad y tolerancia a la carga, podría provocarse esa misma situación.[9]

De prolongarse esta situación de cargas excesivas en el tiempo, sin un control ni una adecuación de las mismas, es posible progresar hacia fases más avanzadas de la tendinopatía, con un menor margen de reversibilidad, que podrían requerir tiempos de recuperación significativamente más largos.[10]

Clasificación

Según el modelo del Continuo propuesto por Jill Cook y Craig Purdam,[10] el proceso de la tendinopatía puede dividirse en 3 fases continuas: 1) fase reactiva; 2) fase de reparación fallida o de tendón desestructurado; y 3) fase degenerativa. De acuerdo con este modelo, una vez se ha producido el inicio de la tendinopatía, si no se solventan las situaciones de cargas excesivas y se produce un adecuado manejo de las cargas en el tendón, podría producirse una progresión hacia las siguientes fases del proceso.

La fase reactiva es una fase aguda, a priori totalmente reversible, originada bien por un exceso de cargas puntual o por cargas anteriormente bien toleradas, pero a las que el tendón es expuesto tras un periodo de inactividad. Se trata de una fase de hiperexcitabilidad celular. Por su parte, en la fase de reparación fallida se empiezan a producir cambios a nivel estructural y la reversibilidad del proceso se ve reducida. Por último, en la fase degenerativa, la parte del tendón afectada queda ya inerte, mecánicamente inútil, lo que conlleva que la probabilidad de reversibilidad de esta zona dañada sea remota. Normalmente, esta fase parece ser asintomática por sí misma, siendo más frecuente hallarla en la clínica cuando cursa junto con una tendinopatía reactiva sintomática del tejido preservado que circunda al tejido ya degenerado (**Figura 2.1**). En esta última fase, según la evidencia y las teorías actuales, parece que los esfuerzos en el tratamiento deberían ir dirigidos a mejorar la capacidad de la zona preservada del tendón y no en volcar la totalidad del tratamiento en conseguir revertir los efectos en una zona en la que, posiblemente, los cambios no sean reversibles con los medios actuales.[10]

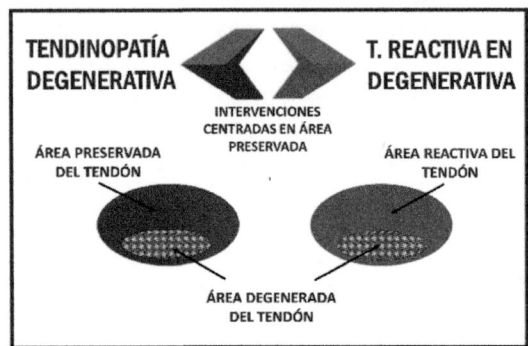

Figura 2.1 *Teoría del donut: tendinopatía reactiva en degenerativa.*

Presentaciones

La afección tendinosa puede presentarse de formas muy variadas, tal y como se puede observar en este esquema adaptado de la versión original publicada por Cook y cía. (2016) (**Figura 2.2**).[11] Como se puede apreciar, y aunque tendemos a buscar la existencia de degeneración, pérdida de función y dolor en aquellos pacientes con sospecha de tendinopatía, lo que sería común en el caso de una tendinopatía reactiva en un tendón con una zona en fase degenerativa, podemos también encontrar tendones degenerados sin dolor o sin pérdida de función. También, es posible encontrar un tendón aparentemente sano en estructura y sin dolor, pero con una significativa pérdida de función debido, por ejemplo, a un encamamiento, muy susceptible de experimentar síntomas con la vuelta a una carga anteriormente normal y de desarrollar una tendinopatía. La opción de un tendón doloroso pero con buena estructura (salvo en la fase reactiva de una tendinopatía

debutante) es posible, pero muy infrecuente, por lo que en este caso debería ponerse inicialmente el foco en descartar la existencia de diagnósticos diferenciales.[11]

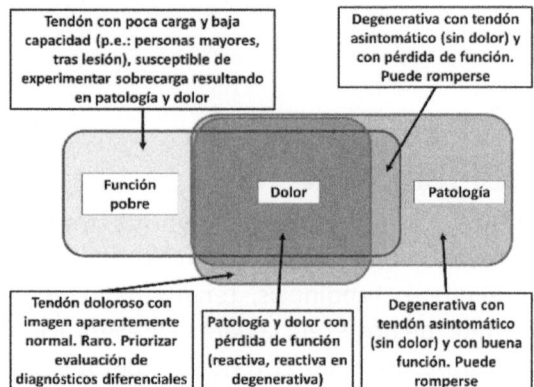

Figura 2.2 *Presentaciones de la tendinopatía, adaptado de Cook & Purdam 2016.*

VALORACIÓN

Para la evaluación y el seguimiento de una tendinopatía, deberemos apoyarnos en pruebas subjetivas y objetivas. En cualquier caso, estas pruebas, junto con la información obtenida mediante la historia clínica, la anamnesis y la exploración física, nos van a permitir establecer un pronóstico orientativo, así como unos objetivos y unos requerimientos para el cumplimiento de los mismos.[12]

La evaluación subjetiva aporta información básica como la edad, lo que es relevante dado que las distintas fases y presentaciones de la tendinopatía mantienen diferentes valores de prevalencia según el grupo de edad. El historial deportivo o laboral, que utilizaremos como historial de carga, complementa igualmente la información recabada. En concreto, es importante conocer la existencia de posibles periodos de descarga y de sobrecarga, esencialmente en las semanas y meses anteriores. Es de gran relevancia conocer si el paciente se encuentra ante su primer episodio de dolor en esa localización o no, así como el momento y contexto en el que aparecieron los síntomas, tanto del episodio actual como de los previos, en el caso de haberlos existido. Estos datos son de gran valor para la generación de una hipótesis diagnóstica, dado que permiten conocer si los síntomas y episodios están relacionados con la carga. La existencia de lesiones previas en esta u otras regiones, así como enfermedades, que hayan podido provocar cambios en la cadena cinética o periodos de inmovilización, son otros aspectos para tener en cuenta. Otros datos interesantes son el comportamiento del dolor y si es nocturno o no: qué situaciones lo agravan, cuáles lo alivian, y cuál es la respuesta del dolor y otros posibles síntomas a las 24 horas de realizar actividad física. También es una pieza fundamental para plantear y desarrollar nuestro manejo conocer los tratamientos previos que se han aplicado y su resultado, las creencias y expectativas del paciente y, sobre todo, sus objetivos a corto, medio y largo plazo.

En el tendón de Aquiles, es frecuente que el paciente refiera una sensación de rigidez matutina en el tendón. Se debe tener en cuenta, sin embargo, que duraciones prolongadas de esta rigidez (mayor a 60 minutos) podrían ser muestra de un origen distinto del problema (posible origen reumático).

En tendinopatías de miembros inferiores disponemos de un cuestionario específico y validado, de uso extendido, conocido como VISA (VISA-A para la versión específica del tendón de Aquiles).[13] Conformado por ítems que valoran y relacionan función y dolor, el cuestionario VISA constituye un índice de severidad de la tendinopatía. Con un rango de puntuación entre 0 y 100, siendo 100 la mejor puntuación posible, se ha cuantificado que cambios de entre 10 a 20 puntos en la puntuación del cuestionario podrían traducirse en cambios clínicamente significativos en un porcentaje alto de los pacientes.[14]

A pesar del amplio uso del cuestionario VISA, actualmente se están desarrollando otras alternativas que buscan mejorar su aplicabilidad. Entre estas, destaca el cuestionario TENDINS-A, una opción con enorme potencial, presentada en los últimos años, y que está pendiente de ser validada en su versión en castellano[15].

Valoración objetiva: palpación y tests de provocación

La palpación, una herramienta que aporta habitualmente mayor sensibilidad que especificidad, puede permitir apoyar o descartar la hipótesis diagnóstica.[16] En la tendinopatía aquílea, habitualmente es necesario diferenciar entre las dos localizaciones más comunes: afectación de la porción media, situada entre los 2 y 6 cm desde su inserción, y afectación insercional, en la unión proximal del tendón con el tríceps sural (**Figura 2.3**).

Esta diferenciación es relevante no sólo por su diferente localización en el punto de dolor señalado por el paciente y encontrado en la palpación, sino también porque, según la evidencia actual, la respuesta al tratamiento de ambas localizaciones no es igual, con una respuesta mucho más heterogénea en el caso de la tendinopatía aquílea insercional.[12]

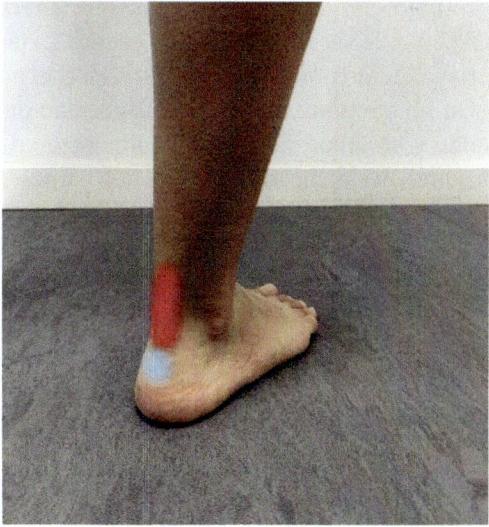

Figura 2.3 *Localizaciones más comunes del dolor en tendinopatía aquílea: tendinopatía insercional, sombreado azul; tendinopatía de la porción media, sombreado rojo.*

Algunos tests de carga de un carácter progresivo como la elevación de talones bilateral, la elevación de talón unilateral, el salto bilateral o el salto unilateral pueden ser útiles para el diagnóstico y la evaluación de la severidad, así como para facilitar el seguimiento (**Figura 2.4**).[17]

MANEJO

El conocimiento actual apoya la necesidad de integrar un manejo activo para la tendinopatía, basado inicialmente en un manejo conservador que incluya los tres pilares de la fisioterapia: educación, ejercicio (con manejo y modificación de las cargas) e intervenciones pasivas de apoyo para el dolor y el control de los síntomas.[12]

Rol del tratamiento pasivo

En general, en las tendinopatías de miembros inferiores, el tratamiento pasivo puede ejercer un rol en el control de la sintomatología o una herramienta adicional en casos clínicos que no responden bien con el tratamiento principal.[12] Con su uso, además, es posible mejorar la adherencia a las estrategias activas de tratamiento, posibilitando con un adecuado control de los síntomas la aplicación de un mayor volumen de trabajo. Sin embargo, su uso de manera aislada puede ser insuficiente de acuerdo a las teorías actuales más extendidas, basadas en buscar un aumento activo de la capacidad del tendón y no únicamente en la eliminación de síntomas o la busca pasiva de cambios estructurales.

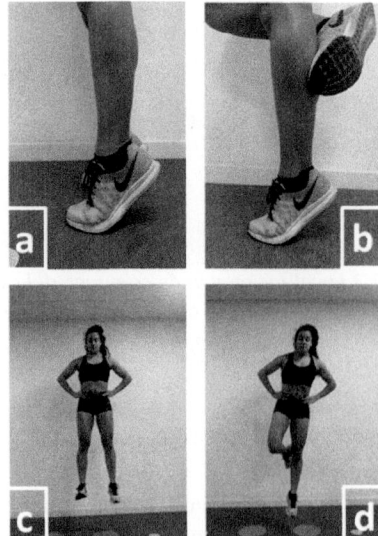

Figura 2.4 *Ejemplo de tests de provocación para el tendón de Aquíles: elevación de talones bilateral, elevación de talones unilateral, salto bilateral y salto unilateral.*

Educación

La educación es fundamental en el manejo de la tendinopatía. Se trata de un proceso habitualmente mal entendido por parte del paciente por las características de su presentación. Cuando el paciente realiza actividad física aumentan los síntomas. A su vez, con el reposo, el dolor y el resto de los síntomas disminuyen. Contrariamente a la realidad, el paciente podría deducir que el reposo es positivo para su tendón y la actividad física algo a evitar. Por ello, es fundamental la pedagogía en el funcionamiento de la tendinopatía, así como en entender qué signos y síntomas son esperables y tolerables y aquellos que pueden ser muestra de un exceso de dosis en la carga. Sin esta parte de educación, la aplicación a corto, medio y largo plazo del ejercicio se puede ver comprometida.[12]

Ejercicio y modificación de cargas

El ejercicio terapéutico y la modificación y adaptación de cargas son la base principal del abordaje de la tendinopatía aquílea.[12]

Si bien en una tendinopatía reactiva (y en fases reactivas en degenerativas) una modificación de la carga puede colaborar en la resolución del episodio agudo, en fases avanzadas de la tendinopatía es necesario, generalmente, la introducción de un programa de entrenamiento progresivo de fuerza.[10,11] El contenido y la duración de este programa diferirá dependiendo de la situación de partida del paciente, de los objetivos que se deseen alcanzar, así como del contexto, pudiendo alcanzar desde varias semanas o meses a duraciones superiores al año.[18]

Se han propuesto diferentes etapas para los programas de entrenamiento[12,18]:

Fase 1. Solventación de posible situación de cargas abusivas sobre el tendón.
Previamente a la implementación de nuevas cargas dentro del programa de ejercicio

terapéutico, es necesario identificar las posibles situaciones, así como las cargas, volúmenes e intensidades concretas que pueden ser responsables del inicio del episodio de dolor. El objetivo de esta fase será, por lo tanto, lograr una adecuación de las cargas para controlar y resolver el episodio agudo.

Fase 2. Búsqueda de analgesia.
Como segunda etapa, se plantea el uso de diferentes tipos de contracciones musculares para reducir el dolor y otros síntomas y signos como la rigidez o un exceso de inhibición motora a un nivel inferior, permitiendo disminuir la intensidad del cuadro y facilitar las posteriores fases. En este sentido, es popular el uso de contracciones isométricas siguiendo la versión original o modificaciones del protocolo propuesto por Ebonie Rio y cols. (2015).[19] Este protocolo consiste en realizar 5 series de 45 segundos de contracción isométrica con una intensidad de un 70%-80% de la máxima contracción isométrica voluntaria, permitiendo 2 minutos de descanso entre series.

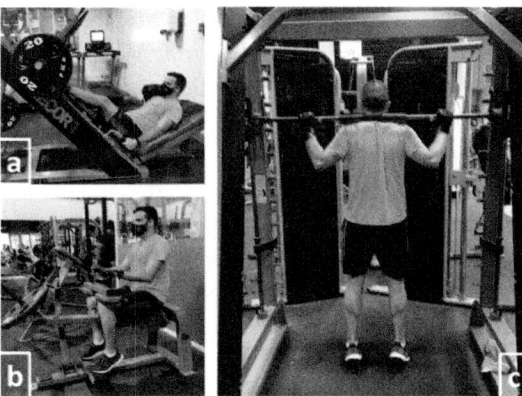

Figura 2.5 *Ejercicio isométrico para la tendinopatía Aquílea (isometría)/Ejercicios HSR para tendinopatía Aquílea (isotónicos): a) flexión plantar en prensa de piernas con rodillas extendidas; b) flexión plantar en máquina de sóleo con rodillas en flexión; c) elevación de talones con barra o en Smith machine*

En el caso del tendón de Aquíles, el ejercicio está enfocado en la contracción del tríceps sural, a través de una flexión plantar realizada con las rodillas en posición de flexión o extensión, dependiendo de la intención de incidir de una manera predominante en el músculo sóleo o los gastrocnemios, respectivamente.[20] Para ello, pueden utilizarse ejercicios como la elevación de talones (preferentemente de manera unilateral) o máquinas específicas de gimnasio que permitan este movimiento (**Figura 2.5**).

En los últimos años, diversos estudios han comparado las contracciones isométricas frente a volúmenes similares de contracciones isotónicas (p. ej. 3 series de 8 repeticiones a una intensidad de 8RM) obteniendo similares resultados,[21] por lo que parece que los efectos podrían estar más relacionados con la producción de contracciones de una intensidad suficientemente alta que con el tipo de contracción utilizado, algo que podremos tener en cuenta en nuestra prescripción de ejercicio. En esta fase, se pueden utilizar intervenciones pasivas para favorecer este control de la sintomatología.

Fase 3. Subfases de trabajo de fuerza progresivo, almacenamiento de energía, velocidad y de entrenamiento específico para cada deporte o actividad.

La tercera fase es, probablemente, la etapa principal del programa, pudiéndose dividir a su vez en diversas subfases. Primero, una subfase integrada por el entrenamiento de fuerza progresivo. Segundo, una subfase comprendida por un entrenamiento de la capacidad de almacenamiento de energía y de un aporte mayor de velocidad en el movimiento. Finalmente, una última subfase en la que se combina el entrenamiento de la capacidad de almacenamiento de energía con una parte específica relacionada con el deporte o actividad del paciente. Estas etapas pueden ir incorporándose progresivamente con la posibilidad de solaparse parcialmente entre ellas.

Subfase 1: Diversas modalidades de entrenamiento progresivo de fuerza han sido diseñados y aplicados con éxito en la tendinopatía. En este sentido, aunque parece cierto que el trabajo aislado excéntrico es más efectivo que el trabajo aislado realizado de manera concéntrica,[22] es un trabajo combinado isotónico incluyendo todas las fases del movimiento el que potencialmente producirá los mejores resultados, mejorando la fuerza muscular y la rigidez del tendón.[12,23] Se recomienda preferentemente en esta subfase la realización de ejercicios de fuerza de intensidad progresiva realizados de manera lenta y unilateral. Entre todas las opciones, algunos autores han establecido unos valores recomendados para tener en cuenta como parámetros de partida sobre los que individualizar. Por ejemplo, en cuanto al volumen, se propone trabajar unas 4 series de 6-10 repeticiones, realizadas 3-4 veces a la semana en días alternos. Por su parte, se proponen intensidades de trabajo altas.[12] Un ejemplo de protocolo ampliamente utilizado y estudiado dentro de estos parámetros es el programa conocido como Heavy Slow Resistance (HSR).[24] Este programa propone 3 sesiones semanales distribuidas a lo largo de 12 semanas, trabajando con los volúmenes e intensidades disponibles en la **Tabla 2.1**.

Tabla 2.1 *Volúmenes e intensidades de referencia para el protocolo Heavy Slow Reistance (HSR) en tendinopatía Aquílea*

	VOLUMEN	INTENSIDAD
Semana 1	3 series x 15 reps	15RM
Semanas 2 y 3	3 series x 12 reps	12RM
Semanas 4 y 5	4 series x 10 reps	10RM
Semanas 6, 7 y 8	4 series x 8 reps	8RM
Semanas 9, 10, 11 y 12	4 series x 6 reps	6RM

RM: repeticiones máximas; reps: repeticiones

En la prescripción de ejercicio terapéutico en tendinopatía, es relevante indicar al paciente cuándo y en qué nivel las molestias son permitidas durante, tras, o al día siguiente de la ejecución de la sesión de ejercicio. En el caso del protocolo HSR, se permite que aparezca cierta molestia o disconfort, controlando que los valores no excedan de un 5 en una escala visual numérica del 0 al 10 (siendo 0 la ausencia de dolor y 10 el mayor dolor imaginable).[24]

Para el tendón de Aquíles, se proponen tres ejercicios: flexión plantar con rodillas extendidas en una prensa de piernas, flexión plantar con rodillas en flexión y en sedestación en la máquina propuesta para entrenamiento de sóleos, y elevación de talones con barra en los hombros (**Figura 2.5**).[24] Sin embargo, ante la dificultad de acceso a las máquinas de gimnasio necesarias para estos ejercicios, los parámetros y la metodología utilizada en el HSR puede ser transferida y adaptada a otros posibles ejercicios que puedan considerarse indicados para el mismo fin. El progreso a siguientes fases está supeditado a la obtención de incrementos en la fuerza y la resistencia.

Subfase 2: La segunda subfase de esta tercera fase está integrada por un entrenamiento de la capacidad de almacenamiento de energía y de la velocidad.[12,18] Esta fase podría no ser necesaria en aquellos pacientes con unos requerimientos funcionales, en su vida diaria, notablemente bajos. Sin embargo, será necesaria, en mayor o menor medida, para la mayor parte de ellos, y es que actividades tan básicas como la deambulación ya implican cierta capacidad de almacenamiento de energía del tendón de Aquíles.[8]

Esta subfase puede solaparse parcialmente con la subfase anterior, introduciendo ejercicios realizados con una mayor velocidad. Para ello, los ejercicios se realizan con un peso menor, a menudo con el propio peso corporal y priorizando movimientos funcionales. Con esta fase, se pretende progresar en la capacidad funcional incidiendo en una parte del entrenamiento de una índole más neural. Es importante tener en cuenta, sin embargo, que el aumento de la velocidad es una forma de progresión de la carga, por lo que tendremos que ser precisos en la evaluación de sus efectos y su asimilación, utilizando estrategias como la observación de las sensaciones matutinas o mediante los propios tests de carga. Como frecuencia, se ha propuesto realizar el trabajo de esta etapa con una frecuencia de 2 o 3 días semanales, teniendo en cuenta que será necesario mantener días que integren sesiones con el trabajo propuesto en la subfase anterior.[18]
En esta subfase, también se introducen los saltos en sus distintas formas: bilaterales o unilaterales; hacia un escalón o desde un escalón; desde diferentes alturas; en distintos tipos de suelo, etc, (**Figura 2.6**). Este trabajo

nos permitirá mejorar la capacidad de almacenamiento de energía del tendón, aspecto fundamental en el proceso de recuperación. La progresión a siguientes fases y subfases estará marcada por la tolerancia del paciente al trabajo con cargas y velocidad.

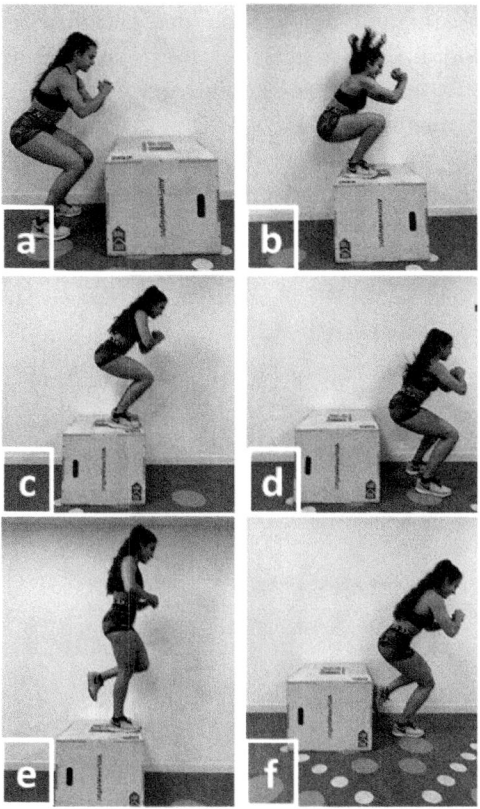

Figura 2.6 Ejemplos de saltos: a-b) bilateral hacia escalón; c-d) bilateral desde escalón; e-f) unilateral desde escalón.

Subfase 3: Como última subfase, será necesario trabajar, recuperar y potenciar las capacidades elásticas del tendón y de la cadena cinética.[12,18] Dependiendo de las características del paciente, de su contexto y de su nivel de actividad, este trabajo deberá llegar a diferentes niveles de exigencia. En ésta subfase, se propone un trabajo de aspectos específicos del deporte o la actividad del paciente, que son introducidos progresivamente hasta que se considera que el paciente está preparado para la vuelta a su actividad. Se recomienda avanzar a esta subfase una vez se ha obtenido una buena capacidad física con un adecuado aumento de la fuerza. Como ejemplo, en la tendinopatía aquílea, algunos expertos consideran que un posible umbral para el avance a esta subfase

puede ser la capacidad de realizar 25 elevaciónes de talón con la pierna afecta de manera unilateral, con una carga de 1,5 veces el peso corporal.[25]

Mientras estos nuevos ejercicios pueden sustituir a los ejercicios de almacenamiento de energía y aumento de velocidad comentados en el punto anterior, o realizarse de manera combinada a éstos, de nuevo no deberían sustituir la totalidad de sesiones del entrenamiento de fuerza isotónico progresivo y lento.[18] Esta etapa incluye ejercicios de pliometría, saltos, cambios de dirección, entrenamiento del aterrizaje a una pierna, frenadas, o aumentos de velocidad, duración o frecuencia, entre otros ejemplos (**Figura 2.7**). El objetivo es aproximar lo máximo posible la capacidad del tendón y del paciente a los volúmenes soportados en su actividad o deporte, y para ello se trata de simular y entrenar aquellos movimientos y sistemas involucrados en el desempeño de esas actividades.

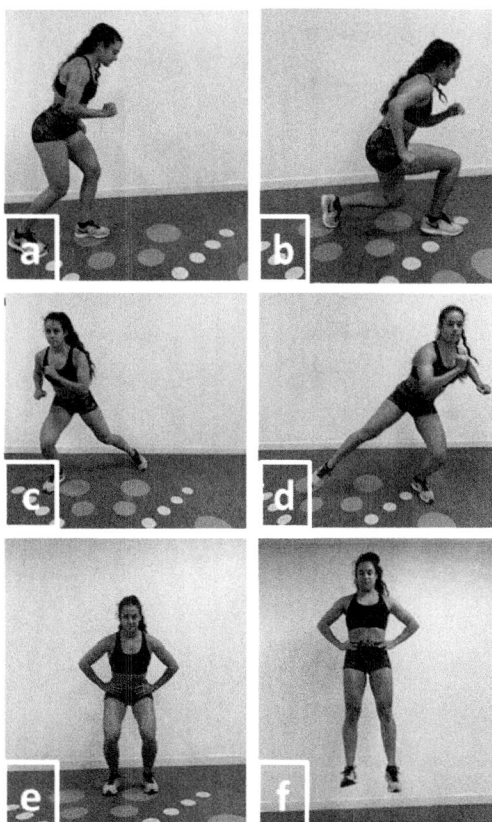

Figura 2.7 Ejemplos de ejercicios en la fase 4: a-b) variantes de frenada horizontal; c-d) carrera con cambios de dirección; e-f) salto contra movimiento o countermovement jump (CMJ).

La frecuencia media propuesta para este trabajo es de 2 o 3 días semanales, combinando días del entrenamiento de fuerza isotónico progresivo y lento con días de almacenamiento de energía y días enfocados a ejercicios específicos del deporte o actividad.

Fase 4. Mantenimiento de ganancias.

Por último, esta cuarta y última fase es fundamental para evitar que, atendiendo al principio de continuidad del entrenamiento, se reviertan las ganancias obtenidas por el hecho de detener la producción de estímulos. En esta fase no se requiere de un volumen semejante al de fases anteriores, sino que incluso con un volumen y una frecuencia relativamente baja, podremos producir estímulos que nos permitan mantener los efectos previamente obtenidos. En este sentido, es importante recordar que, una vez establecida una tendinopatía degenerativa, la zona afectada del tendón del paciente no recuperará, generalmente, su estado original, por lo que, mientras su objetivo sea mantener unos niveles de actividad determinados, el tendón no podrá permitirse prescindir de una adecuada capacidad de la parte del tendón conservada.

Capítulo 3
FASCIOPATÍA PLANTAR

DEFINICIÓN

La fasciopatía plantar (FP), comúnmente conocida como fascitis plantar, es una patogía musculoesquelética que se caracteriza por dolor en la inserción de la fascia plantar en el tubérculo medial del calcalneo.[26] El término de fascitis plantar ha sido criticado en la última década, ya que éste fue definido al considerarse que el dolor propio de la patología estaba relacionado con una condición de inflamación crónica, mientras que actualmente la FP se relaciona con una condición de degeneración y, por ello, de fasciosis plantar.[27,28]

Mecanismos de lesión

La fascia plantar, estructura de tejido conectivo denso, tiene una función estabilizadora tanto estática como dinámica del arco medial-longitudinal del pie, con bandas mediales, laterales y centrales, siendo estas últimas las más fuertes.[26,27] Su función durante la carrera es la de absorber la fuerza generada durante el impacto del pie en la fase de apoyo y la de estabilizar en la fase de propulsión bloqueando el mediopie, donde por el mecanismo de *Windlass*, la dorsiflexión del primer dedo del pie tira de la fascia plantar provocando un efecto de palanca para la propulsión.[29]

Por ello, la aparición de cambios degenerativos (degeneración mixoide, microdesgarros en la fascia plantar, necrosis de colágeno e hiperplasia angiofibroblástica)[30] y la sintomatología de la FP se relacionan con una ineficacia de la fascia plantar para disipar las fuerzas del impacto del pie y en su mecanismo de propulsión.[31]

Sintomatología

El síntoma principal de la FP es el dolor en la fascia plantar. El dolor es referido por el corredor tras un tiempo prolongado de reposo, bien por la mañana al levantarse o bien tras varias horas sentado. La zona referida de dolor es en la zona plantar medial, donde se inserta la fascia en el calcáneo (**Figura 3.1**).[28] Aunque la actividad física como andar o correr puede mejorar el dolor, éste de normal se intensifica tras la actividad.[28]

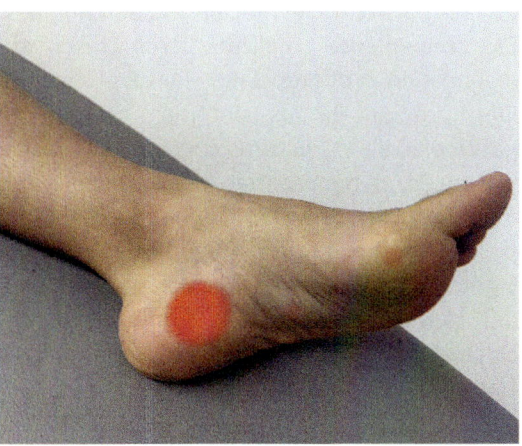

Figura 3.1 *Zona de dolor en FP.*

Además, el corredor habitualmente refiere una sensación de tirantez o rigidez en la zona del talón.[27]

Factores predisponentes

Los factores de riesgo que predisponen a que un corredor sufra FP se dividen en intrínsecos y extrínsecos, siendo la identificación de éstos fundamental para un buen diagnóstico y manejo de la patología. Por una parte, dentro de los factores intrínsecos, nos encontramos con factores anatómicos (pie plano o cavo, sobrepronación, excesiva rotación tibial o sobrepeso),[29] funcionales (tensión y/o rigidez del complejo musculotendinoso del tríceps sural),[27] o degenerativos (atrofia de la almohadilla grasa del talón o rigidez de la fascia plantar).[27] Por otra parte, los factores extrínsecos se relacionan con el sobreuso de la fascia plantar por un incorrecto entrenamiento (aumento excesivo del volumen o intensidad del entrenamiento) o un inadecuado calzado.[27]

VALORACIÓN

Tras el examen subjetivo del paciente y la identificación de síntomas y factores de riesgo, la valoración física del paciente consistirá en: palpación del tubérculo medial del calcáneo y de la porción proximal de la fascia plantar,[27,28] palpación del tendón de Aquíles y almohadilla grasa del talón y el Test de Jack para testar el mecanismo de *Windlass*. Es conveniente realizar otros tests de diagnóstico diferencial, junto con la identificación de los síntomas propios de patologías de estructuras cercanas a la fascia plantar (p. ej. neuropatías, síndrome del túnel del tarso, tendinopatía aquilea o del tibial posterior). Dos ejemplos de pruebas serían el **Signo de Tinel** para identificar un síndrome del túnel del tarso o la **Compresión del calcáneo** para evaluar los síntomas de una fractura por estrés del mismo.[26,27]

Mediante la palpación del tubérculo medial del calcáneo y fascia proximal (Figura 3.1.) se busca reproducir el dolor del paciente e identificar la presencia de crepitación, engrosamiento o hinchazón en la fascia.[26] Debido a que fibras del tendón de Aquíles continúan hacia la fascia plantar, su palpación para reproducir dolor también debe evaluarse.[26] Por otra parte, la palpación de la almohadilla grasa del talón puede servir para identificar atrofia de la misma o dolor.[26]

El **Test de Jack** (**Figura 3.2**), utilizado habitualmente como test en carga para valorar la fascia plantar, ha presentado una baja sensibilidad para el diagnóstico de FP.[27] Aun así, puede ser utilizado como un test provocativo, llevando el primer dedo a flexión

dorsal con el pie en carga.

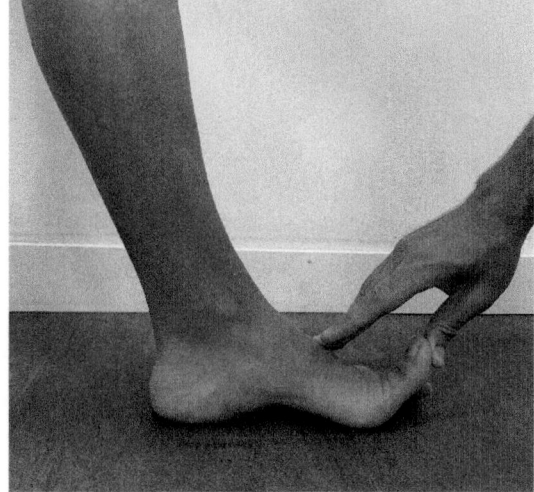

Figura 3.2 *Test de Jack*.

Por ultimo, otras pruebas como la ecografía, resonancia magnética o radiografía pueden ser utilizadas para confirmar el diagnóstico de FP o facilitando el diagnóstico diferencial.

MANEJO

El abordaje activo de la FP principalmente se fundamenta en dos pilares: la educación del paciente dirigida a pautas para reducir la carga sobre la fascia plantar[27,29,30] y el uso de ejercicios de fortalecimiento tanto de la musculatura intrínseca del pie como de flexores plantares con ejercicios de alta carga.[28,32,33]

En primer lugar, la reducción parcial o total de la carga sobre la fascia plantar mediante pautas activas es necesaria para la mejoría sintomática del paciente. Con el fin de modificar la carga sobre la fascia plantar, otras estrategias como vendajes u ortesis también pueden ser utilizadas.[29] Para mantener la condición cardiovascular, se pueden recomendar actividades como bicicleta o natación, debido a que éstas no implican la carga del peso sobre el pie.[30] Por otra parte, una vez el paciente no presente síntomas, deberá realizarse un retorno a la actividad gradual.[30] La propuesta recogida en este libro ha sido descrita para otras patologías del miembro inferior que requieren de un retorno progresivo a la carrera con impacto.[34] El retorno a la carrera se dividirá en 6 fases, las cuales se caracterizan por combinar la marcha y la carrera, con una progresión hacia un tiempo mayor de carrera y la modificación del firme (comenzando en una cinta para correr y finalizando por asfalto).[34] La **Tabla 3.1** describe el programa de retorno a la carrera. Para progresar entre fases se recomienda monitorizar al paciente en relación con la aparición de síntomas, tanto de dolor como de sensación de rigidez, realizando varias sesiones de cada fase sin que haya manifestación de síntomas.

Tabla 3.1 Programa de retorno a la carrera adaptado de Moen y cols. 2010.

Fase	Superficie	Minutos	Total (minutos)	Velocidad/intensidad
1	Cinta	2 2 2 2 2 2 2 2	16	Carrera a 10km/h Andar a 6 km/h
2	Cinta	2 2 2 2 2 2 2 2	16	Carrera a 12km/h Andar a 6 km/h
3	Hierba	3 2 3 2 3 2 3 2	20	Intensidad 1/2*; Carrera o andar
4	Asfalto	3 2 3 2 3 2 3 2	20	Intensidad 2/3*; Carrera o andar
5	Asfalto	-	16	Intensidad 2
6	Asfalto	-	18	Intensidad 2/3*

* Intensidad: 1 = trote ligero; 2 = trote mientras se puede hablar; 3 = trote con dificultad para hablar

En relación con los ejercicios de fortalecimiento, tanto la realización de ejercicios para la musculatura intrínseca del pie como de los flexores plantares de tobillo se considera que puede beneficiar a los pacientes con FP.[32] Por una parte, el ejercicio que se ha propuesto como específico para la musculatura intrínseca del pie es el de acortamiento del pie (**Figura 3.3**)[35]. En este ejercicio, el paciente tiene que tratar de contraer su musculatura plantar, buscando incrementar su arco plantar. Este ejercicio ha sustituido a otros realizados tradicionalmente como el de coger una toalla con el pie, ya que mientras el primero activa de manera selectiva la musculatura intrínseca, el segundo activa también musculatura flexora de los dedos.[35,36] Para evitar el deslizamiento del pie sobre el suelo, algunos autores han propuesto hacerlo sobre una banda elástica.[37] Un posible volumen de entrenamiento para este ejercicio es el de 3 series de 12 repeticiones, aguantando 5s la contracción, 3 veces por semana.[37] Para progresar la carga, se ha propuesto su realización durante 4 semanas en sedestación, y durante otras 4 semanas en bipedestación con el pie en carga.[37] Otros autores incluso han propuesto la finalización de la progresión con apoyo monopodal.[38]

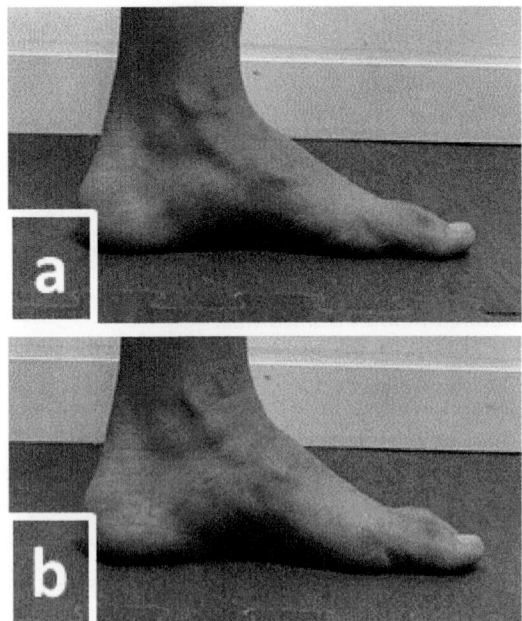

Figura 3.3 *Ejercicio de acortamiento del pie: a) posición inicial; b) contracción de musculatura intrínseca del pie.*

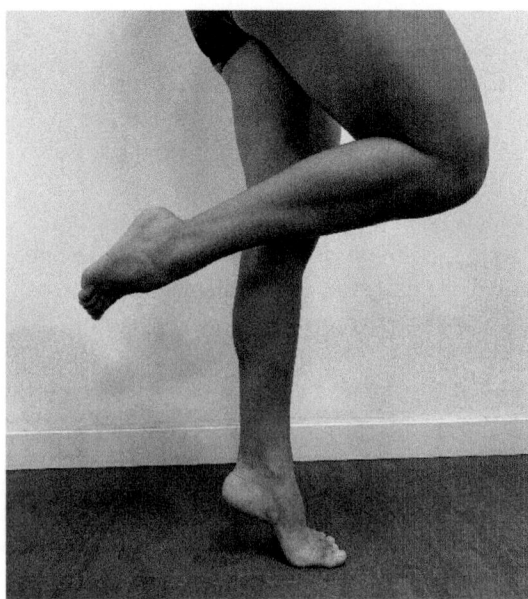

Figura 3.4 *Elevaciones de talón monopodal para fasciopatía plantar.*

Por otra parte, la flexión plantar monopodal en carga o elevaciones de talón, ha sido propuesto como ejercicio de fortalecimiento de alta carga para FP.[33] Este ejercicio tiene la peculiaridad de insertar una toalla debajo de los pies para activar el mecanismo de *windlass*. De ese modo, el paciente deberá de hacer elevaciones de talón monopodal con 3 s para la fase concéntrica, 2 s para la isométrica y 3 s para la excéntrica.[33] El termino de alta carga hace referencia dado que los autores proponen la realización de este ejercicio en 12RMs, es decir, el máximo peso que los sujetos pueden llevar para realizar las 12 repeticiones de manera completa. El ejercicio comenzará así con 12 repeticiones, en 3 series, cada dos días semanalmente. La progresión a las 2 semanas consiste en hacer 10RMs en 4 series. Finalmente, a las 4 semanas, el paciente deberá de hacer 5 series de 8RMs. En caso de no poder progresar en alguno de los momentos, el paciente podrá ayudarse del pie contralateral.[33]

Capítulo 4
TENDINOPATÍA ROTULIANA

Las tendinopatías de miembros inferiores comparten una parte importante de sus características. Por este motivo, y dadas las similitudes en la descripción de la tendinopatía aquílea y la rotuliana, este capítulo se enfoca en aquellos aspectos diferenciales, refiriendo al **Capítulo 2** de este libro la información de alguno de los apartados.

DEFINICIÓN

Como se describe en el **Capítulo 2** de este libro, tendinopatía es el término de preferencia para la presentación clínica de dolor en el tendón y pérdida de función asociada a la carga (de carácter mecánico).[7]

*Ver más en **Capítulo 2**.*

Mecanismo de lesión

El tendón es una estructura diseñada y preparada para transmitir cargas mecánicas. En general, aplicando cargas tensiles adecuadas, se pueden provocar estímulos en el tendón que permitan el desarrollo de adaptaciones, aumentando así la capacidad del mismo. Sin embargo, ante la aplicación de cargas excesivas, se puede iniciar en el tendón una respuesta aguda relacionada con una fase reactiva sintomática. También, con cargas anteriormente bien toleradas, pero tras una ausencia de carga más o menos prolongada que haya podido menoscabar la capacidad y tolerancia a la carga, podría provocarse esa misma situación.[9]

*Ver más en **Capítulo 2**.*

Clasificación

Según el modelo del Continuo propuesto por Jill Cook y Craig Purdam,[10] el proceso de la tendinopatía puede dividirse en 3 fases continuas: 1) fase reactiva; 2) fase de reparación fallida o de tendón desestructurado; y 3) fase degenerativa. De acuerdo con este modelo, una vez se ha producido el debut de la tendinopatía, si no se solventan las situaciones de cargas excesivas y se produce un adecuado manejo de las cargas en el tendón, podría producirse una progresión hacia las siguientes fases del proceso.

*Ver más en **Capítulo 2**.*

Presentaciones

*Ver en **Capítulo 2**.*

VALORACIÓN

Del mismo modo que lo descrito en el Capítulo 2 para la tendinopatía aquílea, para la evaluación y el seguimiento de una tendinopatía rotuliana deberemos apoyarnos en pruebas subjetivas y objetivas. Estas pruebas, junto con la información obtenida mediante la historia clínica, la anamnesis y la exploración física, permiten establecer un pronóstico orientativo, así como unos objetivos y unos requerimientos para el cumplimiento de los mismos.

La evaluación subjetiva aporta información básica relevante para la evaluación, el diagnóstico y el pronóstico.

Ver más sobre evaluación subjetiva en **Capítulo 2**.

En tendinopatías de miembros inferiores disponemos de un cuestionario específico y validado de uso extendido conocido como VISA (VISA-P para la versión específica del tendón rotuliano).[39] Conformado por ítems que valoran y relacionan función y dolor, el cuestionario VISA constituye un índice de severidad de la tendinopatía. Con un rango de puntuación entre 0 y 100, siendo 100 la mejor puntuación posible, es habitual en tendinopatía rotuliana encontrar puntuaciomes cercanas a 50, siendo cercanas a 95 puntos en casos de sujetos sanos. Una puntuación de 90 se considera de riesgo, debiéndose interpretar el resto de variables contextuales. Se ha cuantificado que cambios de alrededor de 13 puntos en la puntuación del cuestionario podrían traducirse en cambios clínicamente significativos en un porcentaje alto de los pacientes con tendinopatía rotuliana.[40]

Valoración objetiva: palpación y tests de provocación

Con una mayor sensibilidad que especificidad, la palpación es una herramienta de valoración que puede permitir apoyar o descartar la hipótesis diagnóstica.[16] En la tendinopatía rotuliana, se reproduce un dolor sordo y agudo, generalmente sensible a la palpación, de manera muy localizada justo debajo del polo inferior de la rótula, debiendo buscar diagnósticos diferenciales para aquellos casos en los que el punto de dolor se encuentre en otras posibles localizaciones (**Figura 4.1**).[41]

Este dolor, que empeora con la actividad y con la flexión mantenida, puede venir acompañado de otros signos como debilidad o atrofia cuadricipital. El dolor a la palpación es más evidente cuando se realiza la exploración con la rodilla extendida y el músculo y el tendón relajado, y disminuye o desaparece cuando se

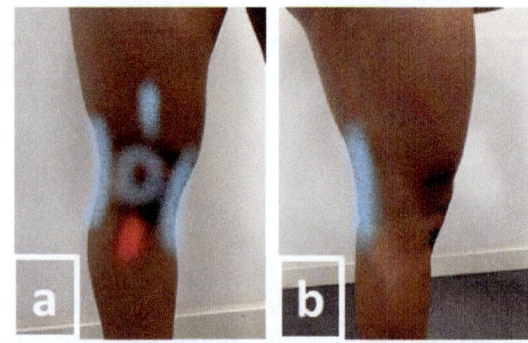

Figura 4.1 *Localización del dolor en tendinopatía rotuliana. A) Vista anterior; B) Vista lateral. Sombreado rojo: localización correcta de tendinopatía rotuliana; sombreado azul: localización incorrecta (otras causas de dolor).*

palpa con la rodilla en flexión o con contracción del cuádriceps.[42] Además, el paciente puede referir rigidez en la rodilla durante los saltos. Como tests de carga, podemos realizar sentadilla a una pierna o zancadas (**Figura 4.2**).

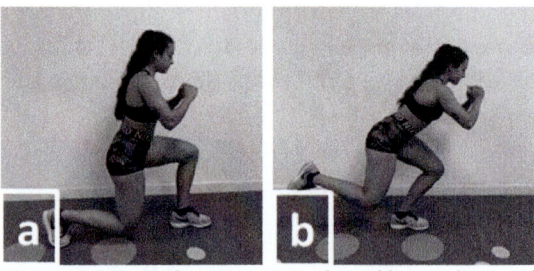

Figura 4.2 *Tests de carga para el tendón rotuliano: A) zancada frontal; B) sentadilla unilateral.*

MANEJO

Como se describe en el **Capítulo 2**, el conocimiento actual apoya la necesidad de integrar un manejo activo para la tendinopatía, basado inicialmente en los tres pilares de la fisioterapia: educación, ejercicio (con manejo y modificación de las cargas) e intervenciones pasivas de apoyo para el dolor y el control de síntomas.[12]

Rol del tratamiento pasivo

Ver en **Capítulo 2**.

Educación

Ver en **Capítulo 2**.

Ejercicio y modificación de cargas

Del mismo modo que ocurre en el caso de otras localizaciones, el ejercicio terapéutico y la modificación y adaptación de cargas son la base principal del abordaje de la tendinopatía rotuliana.

Si bien en una tendinopatía reactiva (y en fases reactivas en degenerativas) una modificación de la carga puede colaborar en la resolución del episodio agudo, en fases avanzadas de la tendinopatía es necesario, generalmente, la introducción de un programa de entrenamiento progresivo de fuerza.[10,11] El contenido y la duración de este programa diferirá dependiendo de la situación de partida del paciente, de los objetivos que se deseen alcanzar, así como del contexto, pudiendo alcanzar desde varias semanas o meses a duraciones superiores al año.[18]

Se han propuesto diferentes etapas para los programas de entrenamiento:

Fase 1. Solventación de posible situación de cargas abusivas sobre el tendón.

Ver en Capítulo 2.

Fase 2. Búsqueda de analgesia.
Como se ha comentado anteriormente para la segunda etapa, se plantea en ésta el uso de diferentes tipos de contracciones musculares para reducir el dolor y otros síntomas y signos como la rigidez o un exceso de inhibición motora a un nivel inferior, permitiendo disminuir la intensidad del cuadro y el inicio de las posteriores fases. En el caso del tendón rotuliano, existe una amplia investigación acerca del uso de contracciones isométricas e isotónicas para la búsqueda de analgesia a corto y medio plazo. El protocolo propuesto por Ebonie Rio y cols. (2015)[19] o variantes de éste pueden ser una opción a elegir para este objetivo. Este protocolo consiste en realizar 5 series de 45 segundos de contracción isométrica con una intensidad de un 70%-80% de la máxima contracción isométrica voluntaria, permitiendo 2 minutos de descanso entre series. Con el objetivo de conseguir una contracción cuadricipital de una intensidad suficiente, disponemos de diferentes opciones de ejercicios. Por ejemplo, es posible la realización de la contracción isométrica en sedestación y con la pierna colocada a unos 60º de flexión de rodilla en cadena cinética abierta.[19] Para ello, es posible fijar la pierna en ese ángulo a través de una resistencia manual o a través de un tope físico pero, sobre todo, destaca la facilidad de trabajo que aporta el uso de un banco de cuádriceps de gimnasio. Como opciones en cadena cinética cerrada, es posible realizar la contracción utilizando la resistencia de una prensa de piernas o un cinturón ruso (**Figura 4.3**). En el caso de ser posible, especialmente en el caso de la extensión de pierna en máquina y en la prensa de piernas, será positivo realizar el ejercicio de manera unilateral.

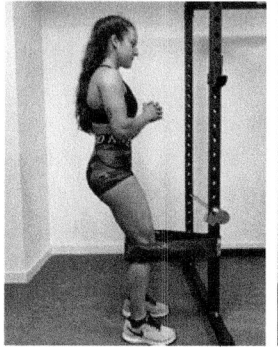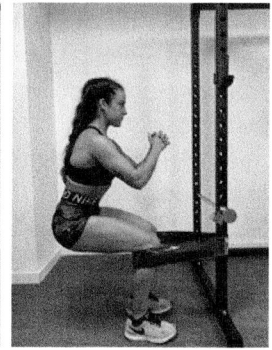

Figura 4.3 *Ejercicio isométrico para la tendinopatía rotuliana: Cinturón ruso.*

Publicaciones de los últimos años han encontrado que contracciones isotónicas de volúmenes similares (p. ej. 3 series de 8 repeticiones a una intensidad de 8RM) podrían obtener resultados similares, al menos en términos de analgesia,[21,43] por lo que a falta de una investigación más precisa, es una referencia que podemos tener en cuenta en nuestra prescripción de ejercicio.

Fase 3. Subfases de trabajo de fuerza progresivo, almacenamiento de energía, velocidad y de entrenamiento específico para cada deporte o actividad.

Como se comenta anteriormente en el Capítulo 2, la tercera fase es, probablemente, la etapa principal del programa, pudiéndose dividir a su vez en subfases: (1) subfase integrada por el entrenamiento de fuerza progresivo, (2) subfase comprendida por un entrenamiento de la capacidad de almacenamiento de energía y de la velocidad y (3) subfase en la que se combinaría el entrenamiento de la capacidad de almacenamiento de energía con una parte específica relacionada con el deporte o actividad del paciente. Estas distintas etapas pueden ir incorporándose progresivamente con la posibilidad de solaparse parcialmente entre ellas.

Subfase 1: Distintas opciones han sido propuestas con éxito para la parte de entrenamiento progresivo de fuerza. Históricamente, el trabajo excéntrico aislado ha gozado de una extensa popularidad.[44] Sin embargo, lejos de creencias previas, es un trabajo combinado isotónico, incluyendo todas las fases del movimiento, el que potencialmente producirá los mejores resultados.[23] Se recomienda, como en otras localizaciones, la realización de ejercicios de fuerza de intensidad progresiva realizados de manera lenta y preferentemente de manera unilateral. Algunos autores proponen, en este sentido, un trabajo de 4 series de 6-10 repeticiones, 3-4 veces a la semana en días alternos.[12,18] Otro aspecto significativo del programa es la intensidad, proponiéndose intensidades de un carácter alto. Del mismo modo que ocurre en la tendinopatía aquílea, el programa conocido como Heavy Slow Resistance (HSR) ha adquirido gran popularidad entre los clínicos en los últimos años.[45] Este programa propone 3 sesiones semanales distribuidas a lo largo de 12 semanas, trabajando con los volúmenes e intensidades disponibles en la **Tabla 4.1**.[45]

En el protocolo HSR, así como en otros, se permite cierto nivel de molestia o disconfort durante los ejercicios, controlando que los valores no excedan un 5 en una escala visual numérica del 0 al 10.[45]

Tabla 4.1 *Volúmenes e intensidades de referencia para el protocolo Heavy Slow Reistance (HSR) en tendinopatía rotuliana*

	VOLUMEN	INTENSIDAD
Semana 1	4 series x 15 reps	15RM
Semanas 2 y 3	4 series x 12 reps	12RM
Semanas 4 y 5	4 series x 10 reps	10RM
Semanas 6, 7 y 8	4 series x 8 reps	8RM
Semanas 9, 10, 11 y 12	4 series x 6 reps	6RM

RM: repeticiones máximas; reps: repeticiones

Para el tendón rotuliano, se proponen tres ejercicios: sentadilla con barra en los hombros, sentadilla inclinada en máquina (hack squat) y sentadilla en prensa de piernas (**Figura 4.4**).[45] Cuando no sea posible acceder a las máquinas necesarias para estos ejercicios, será posible adaptar los parámetros de la metodología del HSR en otros ejercicios que soliciten similarmente la contracción cuadricipital.

Subfase 2: La segunda subfase de esta tercera fase está integrada por un entrenamiento de la capacidad de almacenamiento de energía y de la velocidad.[12,18] Como se comenta en el Capítulo 2, esta fase puede no ser indispensable en aquellos pacientes con unos requerimientos funcionales muy bajos. No obstante, en el grueso de la población es interesante trabajar, al menos, un mínimo de este tipo de ejercicios, ya que gran parte de las actividades de la vida diaria implican cierta capacidad de almacenamiento de energía del tendón.[8]

Esta subfase puede solaparse parcialmente con la subfase anterior, introduciendo ejercicios realizados con una mayor velocidad. Para ello, los ejercicios se realizan con un peso menor, a menudo con el propio peso corporal y priorizando movimientos funcionales. Algunos autores sugieren introducir este trabajo con una frecuencia de 2 o 3 días a la semana, teniendo en cuenta que es necesario mantener días en los que se incluyan sesiones con el trabajo propuesto en la subfase anterior.[18]

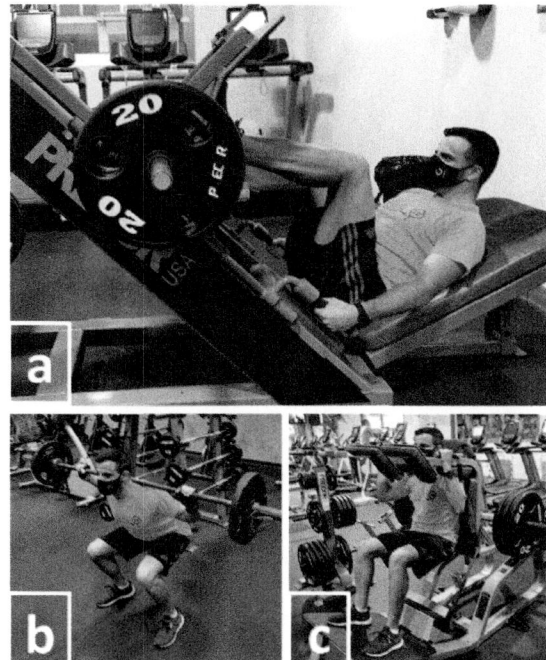

Figura 4.4 *Ejercicio isotónico para la tendinopatía rotuliana: a) sentadilla en prensa de piernas; b) sentadilla con barra en los hombros; c) sentadilla inclinada en máquina (hack squat)*

En esta subfase, también se introducen los saltos, en sus distintas formas: bilaterales o unilaterales; hacia un escalón o desde un escalón; desde diferentes alturas; en distintos tipos de suelo, etc., (**Figura 2.6**). Este trabajo, permite mejorar la capacidad de almacenamiento de energía del tendón, aspecto fundamental en el proceso de recuperación.

Subfase 3: Como última subfase, es necesario trabajar, recuperar y potenciar las capacidades elásticas del tendón y de la cadena cinética.[12] Dependiendo de las características del paciente, de su contexto y de su nivel de actividad, este trabajo tiene como objetivo diferentes niveles de capacidad. En ésta subfase, se propone un trabajo de aspectos específicos del deporte o la actividad física o laboral particular del paciente, que son introducidos progresivamente hasta que se considera que el paciente está preparado para la vuelta a su actividad.[12]

Como se comenta en el Capítulo 2, aunque estos ejercicios pueden relevar a los ejercicios de almacenamiento de energía y aumento de velocidad comentados en el punto anterior o combinarse con éstos, no deben sustituir la totalidad de sesiones del entrenamiento de fuerza isotónico progresivo y lento.[18] Esta etapa incluye ejercicios de pliometría, saltos, cambios de dirección, entrenamiento del aterrizaje a una pierna, frenadas, o aumentos de velocidad, duración o frecuencia, entre otros ejemplos (**Figura 2.7**).

De nuevo, la frecuencia media aconsejada para esta parte del programa es de 2 o 3 días a la semana, combinando días de entrenamiento de fuerza isotónico progresivo y lento, con días de almacenamiento de energía y días enfocados a ejercicios específicos del deporte o actividad.

Fase 4. Mantenimiento de ganancias.
Conceptualmente, la fase 4 de mantenimiento de ganancias en el tendón rotuliano se basa en los mismos principios que en otras localizaciones, incluida la tendinopatía aquílea. Es fundamental mantener una frecuencia, volumen e intensidad de estímulos para tratar de evitar la pérdida de los efectos previamente obtenidos.

Ver más de la Fase 4 de Mantenimiento de ganancias en **Capítulo 2**.

Capítulo 5
ESGUINCE LATERAL DE TOBILLO

DEFINICIÓN

Los esguinces agudos de tobillo son una de las lesiones musculoesqueléticas más comunes, existiendo una notable incidencia entre la población físicamente activa.[46]

Esta lesión, que se caracteriza por un estiramiento excesivo o desgarro de los ligamentos del tobillo, tiene habitualmente un carácter agudo. Sin embargo, diversos estudios cuantifican en entre un 40 y un 50% la indicencia de síntomas residuales tras el esguince agudo de tobillo, entre los que podemos encontrar dolor en el lateral del tobillo con largos tiempos de evolución, provocado por una inestabilidad de tobillo (más conocida como inestabilidad crónica de tobillo) u otras causas diferenciales.[47–50]

Mecanismo de lesión

El mecanismo de lesión más habitual en el esguince lateral de tobillo consiste en una inversión del tobillo que, según estimaciones, está causada en un 80% de las veces por una inversión o supinación repentina.[51] Se trata, por lo tanto, de una lesión producida de forma aguda. Se calcula que este mecanismo de inversión, que afecta a los ligamentos de la parte externa del tobillo, es hasta cuatro veces más frecuente que el mecanismo de eversión que, habitualmente, afecta a los ligamentos y estructuras de la cara medial del tobillo.[52] Además de las estructuras ligamentosas laterales, este mecanismo puede afectar a estructuras mediales por la compresión producida, pudiendo incluso dañar otras estructuras como la sindesmosis tibioperonea.

El mecanismo de lesión de un esguince lateral de tobillo suele estar relacionado con actividades que requieren cambios rápidos de dirección o realizadas en terrenos irregulares. Así mismo, es frecuente como mecanismo lesional un aterrizaje tras un salto que se ve alterado por un elemento externo, como puede ser un contacto desestabilizante con otra persona (p. ej. un rival) u otros tipos de estímulos.

Factores predisponentes

En corredores, se puede presuponer que la incidencia de este tipo de lesión sea significativamente superior en la modalidad de carrera por montaña, debido a las superficies irregulares que normalmente caracterizan a estas pruebas. Sin embargo, este tipo de lesión también es común en carreras urbanas, habitualmente realizadas en superficies de asfalto.[53] En este caso, la opción de un contacto con otro corredor, la existencia de bordillos o irregularidades en el recorrido o, incluso, la propia aparición de fatiga afectando al sistema y el control neuromuscular, pueden jugar un papel esencial en la aparición de este tipo de episodios.

Factores predisponentes

El principal factor de riesgo para el esguince agudo de tobillo es, precisamente, la existencia de episodios previos. Sin embargo, como se ha comentado anteriormente, la superficie de carrera, la existencia de irregularidades y la fatiga acumulada, pueden aumentar el riesgo de lesión. Estudios recientes han encontrado, también, otros posibles factores predisponentes como un recurvatum de rodilla o la existencia de un *drop* navicular.[54]

Valoración

En la valoración de un esguince de tobillo, es interesante recabar información acerca del mecanismo de la lesión. Así, conocer si el mecanismo involucró inversión y/o eversión, si existió componente rotacional e incluso si la situación involucró traumatismo directo, puede aportar información acerca de las estructuras dañadas. Así mismo, es relevante conocer la existencia, de haberlo, de un historial previo de lesiones en la zona.

Observación

Mediante la observación, se debe advertir cualquier deformidad que pueda indicar la existencia de fractura o luxación. Es frecuente la observación de edema o equimosis tras un esguince, incluso en el caso de los más leves.[55]

Así mismo, es relevante realizar la observación en posición de bipedestación y en carga, si es posible, y en posición de decúbito supino.

Palpación

La palpación es una herramienta útil cuando se utiliza junto al resto de pruebas. Es posible palpar el ligamento peroneoastragalino anterior, el ligamento peroneoastragalino posterior y el ligamento peroneocalcáneo (**Figura 5.1**).[55] También es relevante la palpación de los ligamentos de la cara medial, para descartar una lesión adicional, así como de otras estructuras como el peroné. En este caso, la existencia de dolor y/o crepitación en la podría ser un signo de fractura ósea.[55]

Además, es relevante la palpación de otras estructuras del pie en busca de lesiones asociadas. Ejemplos de estas lesiones pueden ser la fractura de la base del quinto metatarsiano, la fractura del escafoides o la lesión de Lisfranc en la zona del mediopié.[56] También, la palpación del peroné a nivel proximal y distal, así como de los maléolos, puede revelar la existencia de sensibilidad o dolor en estas estructuras óseas. La palpación de la musculatura peronea, así mismo, puede revelar una sensibilidad aumentada de la misma, producida por la propia lesión por estiramiento de esta estructura, o más frecuentemente por una tensión excesiva como mecanismo de defensa y protección de la zona dañada.

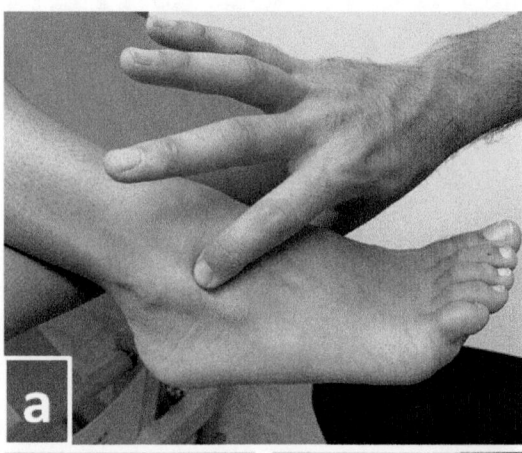
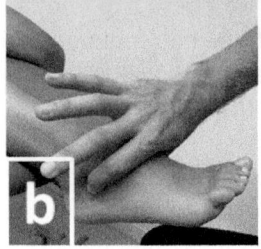
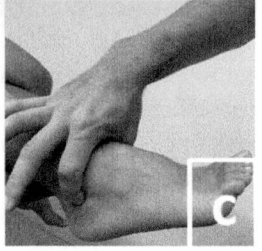

Figura 5.1 *Palpación de ligamentos: a) ligamento peroneoastragalino anterior; b) ligamento peroneocalcáneo; c) ligamento peroneoastragalino posterior.*

Movilidad activa

La movilidad activa del tobillo debe evaluarse tanto en posición de flexion (70°-90°) como de extensión de rodilla, ya que es posible que unos músculos gastrocnemios con un déficit de flexibilidad puedan limitar la flexion plantar cuando se solicita con una extensión de rodilla.[55] Según referencias previas, la flexión plantar normal es de 10° con una posición de extensión de rodilla, siendo superior (20°) cuando existe una posición de flexión de esta articulación.[56]

Además de la flexión plantar y dorsal, es interesante evaluar la presencia de posibles déficits funcionales y restricciones en los movimientos de inversión y eversión. Una prueba de fuerza muscular en el gesto de eversión, resistida manualmente por el evaluador, puede revelar la presencia de dolor y debilidad en la musculatura eversora (músculos peroneos), clave en el proceso de recuperación.[55]

Movilidad pasiva y tests especiales

El rango de movimiento del tobillo se puede evaluar, también, de manera pasiva. Se pueden evaluar tanto las flexiones plantares y dorsales, como los movimientos de inversión y eversión.[55] De nuevo, en la evaluación de la flexión plantar será relevante evaluar el rango tanto con una posición de extensión como de flexión de rodilla. Habitualmente, la flexión plantar y especialmente la inversión serán dolorosas en el esguince lateral de tobillo agudo. Sin embargo, en una evaluación muy temprana puede aparecer dolor en un gran espectro de movimientos, por lo que se recomienda postergar esta evaluación hasta el paso de los primeros días. También, existen algunos tests funcionales especiales que pueden aportar información relevante en lesiones asociadas al esguince agudo de tobillo:

Test del cajón anterior (Anterior Drawer Test)

La estabilidad del ligamento peroneoastragalino anterior se puede evaluar mediante el test del cajón anterior.[55,56] Para realizar el test, es necesario colocar las articulaciones de la rodilla y el tobillo en una posición de 90°. Desde esta posición de partida, el evaluador estabiliza la pierna distalmente desde la tibia, mientras usa la otra mano para agarrar el talón a través del hueso calcáneo (**Figura 5.2**). Con el pie del paciente relajado, el evaluador coloca el tobillo en una posición de unos 10° o 20° de flexión plantar y aplica una fuerza en dirección anterior para tratar de movilizar el astrágalo anteriormente en relación con la tibia.[57] La existencia de una mayor traslación con respecto al tobillo contralateral (más de 1 cm) sería signo de un resultado positivo.[56] Los estudios de validación han encontrado que la prueba del cajón anterior tiene una sensibilidad del 80% al 95% y una especificidad del 74% al 84% para la rotura de ligamentos.[56] Estos valores mejoran cuando el test se realiza unos 4 o 5 días tras la lesión, siendo menos útil en los primeros momentos por la probable existencia de espasmo muscular.

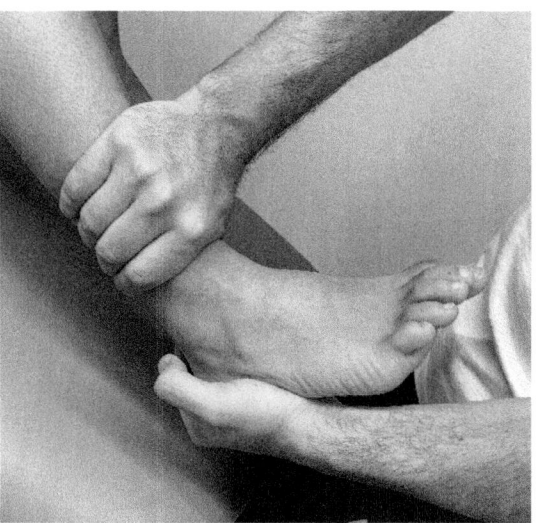

Figura 5.2 *Posición de agarre para test del cajón anterior.*

Test de inclinación del astrágalo

Otra prueba interesante en el esguince agudo de tobillo es la prueba de inclinación del astrágalo.[55,56] Este test evalúa también la laxitud de los ligamentos laterales del tobillo. Sin embargo, en este caso esta prueba está diseñada para evaluar específicamente la laxitud del ligamento peroneocalcáneo. Para realizar el test, el evaluador estabiliza la pierna distalmente en una posición neutra a la vez que realiza una inversión del tobillo (**Figura 5.3**). Entre los valores de normalidad, se considera que hasta 25° de inclinación entre las superficies articulares de la tibia y el astrágalo pueden considerarse normales.[56] Así mismo y, del mismo modo que en el resto de tests, el resultado se debe comparar con el tobillo del pie contralateral. Esta prueba es más efectiva a los 4 o 5 días de la lesión, evitando los falsos negativos causados por un probable espasmo muscular.

Test para evaluación de sindesmosis tibioperonea

Ante la sospecha de una posible lesión en la sindesmosis tibioperonea, es posible realizar la prueba de compresión y la prueba de esfuerzo de rotación externa.[57]

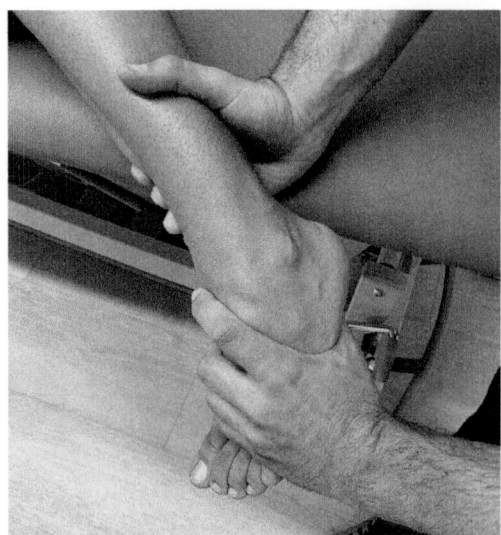

Figura 5.3 *Posición para la evaluación del test de inclinación del astrágalo.*

El **test de compresión** consiste en una compresión breve del aréa tibioperonea en la parte media de la pierna (**Figura 5.4**). Se considera positiva si aparece dolor en el área de la sindesmosis tibioperonea al comprimir y soltar. Esta prueba no ha mostrado altas cuotas de sensibilidad (entre un 29% y un 39%). Sin embargo, sí se han obtenido altos valores de especificidad (entre 88% y 89%) para la detección de lesión en la sindesmosis tibioperonea.[56]

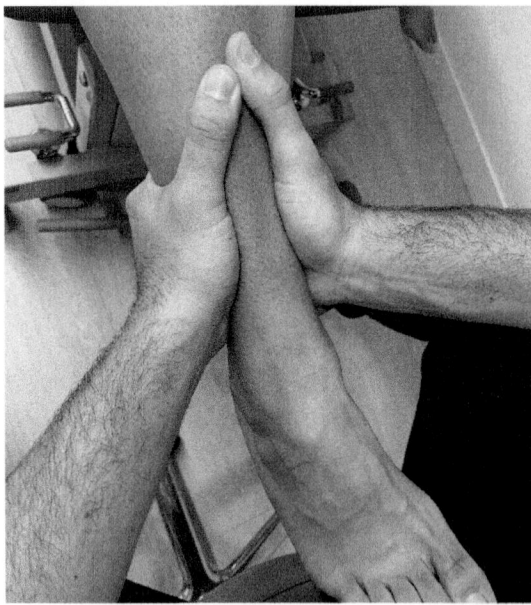

Figura 5.4 *Test de compresión para sindesmosis tibioperonea (Squeeze Test).*

El **test de esfuerzo de rotación externa** (Kleiger Test) se aplica a través de una rotación externa del pie con una posición de ligera dorsiflexión.[57] Para ello, el evaluador estabiliza la pierna proximalmente al tobillo, produciendo desde esta posición la fuerza de giro en rotación externa (**Figura 5.5**). De nuevo, la aparición de dolor en el área de la sindesmosis durante la maniobra sería un indicador de probable lesión en este tejido. Sin embargo, la aparición de dolor en la parte medial del tobillo durante la prueba podría indicar también una lesión del ligamento deltoideo. La sensibilidad de este test se ha estimado de entre un 68% y un 71%, mientras que la especificidad en entre un 63% y un 83%.[56]

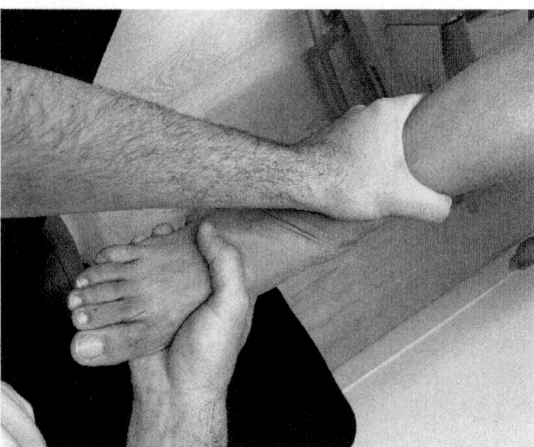

Figura 5.5 *Test de rotación externa para sindesmosis tibioperonea (Kleiger Test)*

La palpación directa de la sindesmosis tibioperonea tiene también altos valores de sensibilidad. Sin embargo, su especificidad es menor por la existencia de falsos positivos derivados de la cercanía con el ligamento peroneoastragalino anterior.

En el **Test de Traslación del Peroné** el evaluador realiza una movilización del peroné en una dirección anteroposterior (**Figura 5.6**). El test se considera positivo si aparece una traslación aumentada con respecto al lado contralateral.[57]

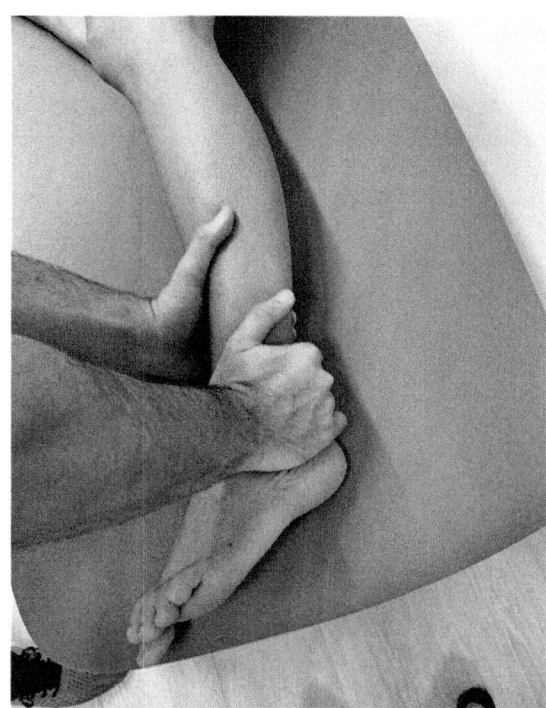

Figura 5.6 *Test de Traslación del Peroné*

Evaluación neurovascular

La realización de tests de diferenciación estructural propios de la evaluación neurodinámica pueden permitir descartar posibles lesiones o una mecanosensibilidad alterada de las estructuras nerviosas, especialmente del nervio peroneo común.[57] Estas lesiones están más relacionadas con grados de esguince altos.[58] Del mismo modo, es relevante en grados altos la evaluación de posibles daños en estructuras vasculares.

Tests funcionales

El **Lunge Test** evalaúa la flexión dorsal de tobillo en carga.[59] Para ello, el paciente se coloca con el pie colocado de manera alineada apuntando hacia la pared. Desde esta posición, y con la posibilidad de utilizar un apoyo cómodo de la pierna contralateral, se le pide adelantar su rodilla a través de una flexión dorsal del tobillo (**Figura 5.7**). El objetivo del test es alcanzar el máximo grado de flexión posible sin levantar el talón del pie. Su resultado se puede evauar tanto con los propios grados de dorsiflexión alcanzados como por la distancia entre el pie del paciente y la pared, en la posición más alejada desde la

cuál haya alcanzado a tocar con la rodilla la pared sin levantar el talón. Los resultados se deben comparar con el lado sano para revelar posibles asimetrías. Algunos autores han sugerido que son necesarios unos requerimientos mínimos de movilidad en la flexión dorsal para algunas actividades, siendo necesarios, aproximadamente, 10° para caminar o bajar escaleras, y 20°-30° para correr o esprintar.[60]

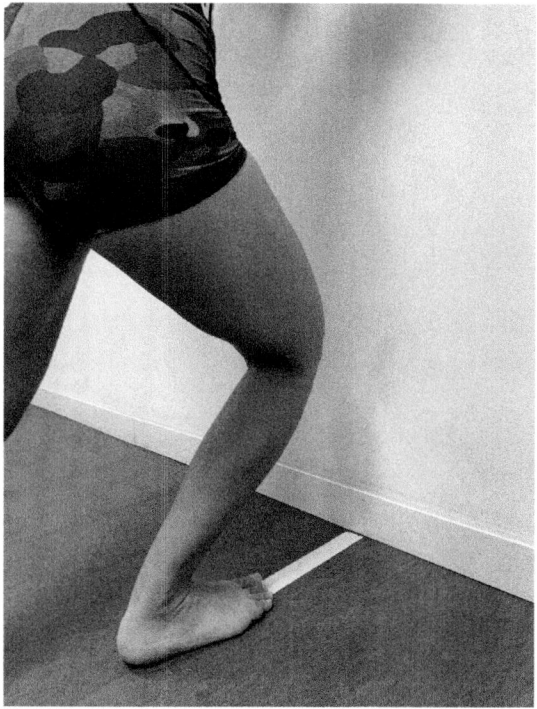

Figura 5.7 *Lunge Test*

Mediante un **test de salto** se puede realizar una evaluación funcional del tobillo.[55] Estos tests, no recomendados en los primeros momentos tras la lesión, nos permitirán evaluar la capacidad al despegue e impacto con el suelo comparándola con el lado sano. Como opciones, tenemos saltos verticales, saltos laterales y saltos hacia delante, preferentemente realizados de manera unilateral (**Figura 5.8**).[55]

Por último, un **test de apoyo modopodal** aporta información sobre el estado de la capacidad propioceptiva, aspecto habitualmente afectado tras una lesión de tobillo (**Figura 5.9**).[55] De pie, con apoyo monopodal, el paciente desbloquea la rodilla con una ligera flexión de rodilla y el evaluador observa la capacidad para mantener la posición sin movimientos bruscos.

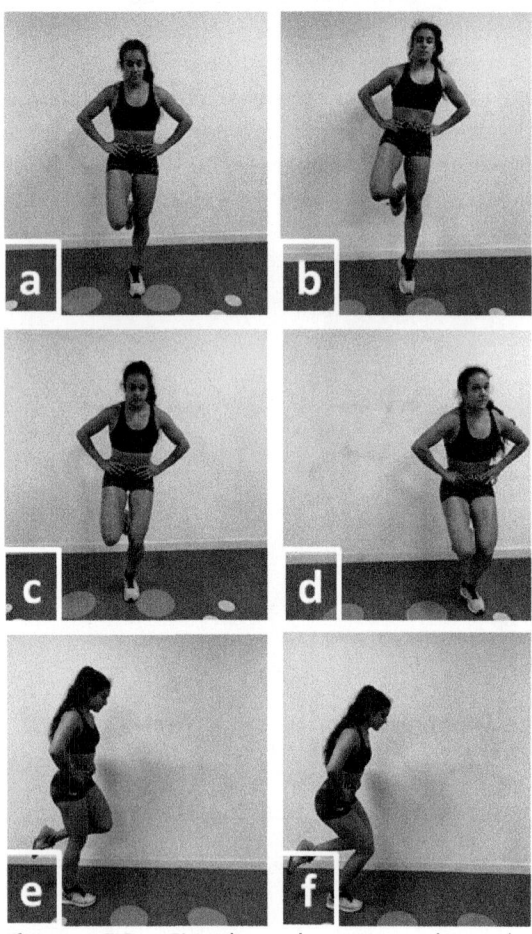

Figura 5.8 *Ejemplos de tests de salto unilaterales/Trabajo de saltos: a-b) vertical; c-d) lateral; e-f) frontal.*

Pruebas de imagen

El uso de radiografías puede colaborar en confirmar o descartar una lesión ósea.[57] También, otras pruebas de imagen como la resonancia magnética nuclear pueden facilitar el examen de tejidos blandos, incluidos los propios ligamentos.

Ante un masivo uso de las pruebas radiográficas, incluso en aquellos casos en los que la probabilidad de lesión es mínima, se describieron las conocidas como Reglas de Ottawa.[61] Estas reglas suponen una herramienta altamente sensible para detectar un probable riesgo de fractura en el esguince

agudo de tobillo, tanto en adultos como en niños a partir de cinco años. Con su uso, se pretende reducir el uso de pruebas radiográficas innecesarias.

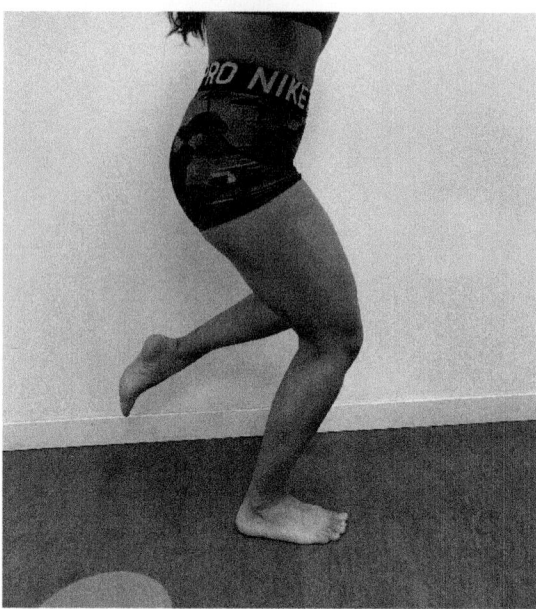

Figura 5.9 *Test de propiocepción en apoyo monopodal.*

Según estas reglas, se debería realizar un examen radiográfico cuando se observa[61]:

A) Dolor en zona del maléolo y alguna de las siguientes condiciones:

- Sensibilidad a la palpación en los 6 cm distales del borde posterior o punta del maléolo lateral.
- Sensibilidad a la palpación en los 6 cm distales del borde posterior o punta del maléolo medial.
- Incapacidad para soportar el propio peso (cuatro pasos seguidos sin ayuda) inmediatamente tras la lesión y en urgencias.

B) Dolor en mediopié y alguna de las siguientes condiciones:

- Sensibilidad a la palpación en la base del quinto metatarsiano.
- Sensibilidad a la palpación en el hueso navicular.
- Incapacidad para soportar el propio peso (cuatro pasos seguidos sin ayuda) inmediatamente tras la lesión y en urgencias.

MANEJO

La extensión del tratamiento del esguince lateral de tobillo agudo dependerá del grado de lesión alcanzado. Desde una duración de 1 a 3 semanas hasta duraciones de 2 o 3 meses, las fases planteadas deberán dilatarse o podrán acortarse siguiendo los progresos en la capacidad neuromuscular y respetando los tiempos biológicos de la lesión.

Fase 1: Manejo inicial y protección de la lesión

En los momentos iniciales, es indispensable proteger el área lesionada de daños adicionales y controlar los efectos indeseados de una carga excesiva. Es común en la mayoría de lesiones de tejidos blandos un protocolo que ha evolucionado en las últimas décadas desde el RICE (del inglés: reposo, hielo, compresión y elevación) tradicional hasta el PEACE & LOVE (protección, elevación, evitar antiinflamatorios, compresión, educación, carga gradual, optimismo, aumento de vascularización mediante actividad física no dolorosa y ejercicio temprano) más actual.[62] El objetivo es limitar la hemorragia y el consiguiente edema, tratando de evitar una reacción sinovial irritante que pudiera limitar el rango de movilidad durante un periodo prolongado, evitando también los problemas de una inmovilización excesiva.[55]

Reducción del dolor e inflamación

La medicación analgésica y/o antiinflamatoria ha sido utilizada tradicionalmente para reducir el dolor y la inflamación. Actualmente, la literatura desaconseja el uso de medicación antiinflamatoria y cuestiona la ideoneidad del uso de crioterapia en esta primera fase.[62] Así, pese a su carácter predominantemente analgésico, la aplicación de hielo podría provocar la disrupción del proceso de inflamación, angiogénesis y revascularización, retrasando la infiltración de neutrófilos y macrófagos, así como favoreciendo el desarrollo de miofibras inmaduras. Todo esto, provocando una recuperación irregular.[62]

Evitar aquellas actividades que aumenten el dolor o aquellas que potencien un aumento del flujo sanguíneo y la inflamación, como el uso de baños calientes o una carga excesiva de la zona, junto con la compresión y elevación de la zona, parece una opción adecuada.[55] Si es necesario, se puede realizar una descarga parcial o completa de la articulación con el uso de una o dos muletas.[55]

Fase 2: Recuperación del rango de movimiento y estimulación de fuerza precoz

Tan pronto como la evolución de la lesión lo permita, se debe recuperar progresivamente la movilidad pasiva y activa del tobillo afectado.[55,63]

La movilización manual, realizada pasivamente por parte del fisioterapeuta, puede ser de ayuda para recuperar progresivamente el rango de movimiento. La dorsiflexión del tobillo, así como la eversión del astrágalo para facilitar la movilización de la articulación subastragalina, pueden ser maniobras de utilidad.[63]

También, se recomienda el uso de ejercicios de carácter activo que permitan un trabajo del rango de movimiento en rangos indoloros.[55,63] Este trabajo de dorsiflexión y plantiflexión se puede ver favorecido por un trabajo en un cicloergómetro,[63] regulando adecuadamente la resistencia del pedaleo y facilitando un mayor o menor grado de flexión ajustando la altura del sillín. Otro ejercicio activo que facilita la movilización de manera sencilla puede ser el dibujo del alfabeto en el aire con movimientos del pie desde una posición de decúbito supino.[63]

Si es posible, se puede recuperar progresivamente la deambulación, primero con elementos de apoyo (una o dos muletas) para conseguir una carga parcial y progresivamente sin éstos. La aplicación de un vendaje funcional (**Figura 5.10**) que permita el movimiento del pie en rangos seguros, evitando aquellas posiciones y rangos dolorosos puede ser de utilidad en algunos casos.[55] Sin embargo, una buena evolución puede permitir que no siempre sea imprescindible en estas fases iniciales, siendo posible un trabajo en un rango de movimiento adecuado de manera indolora.

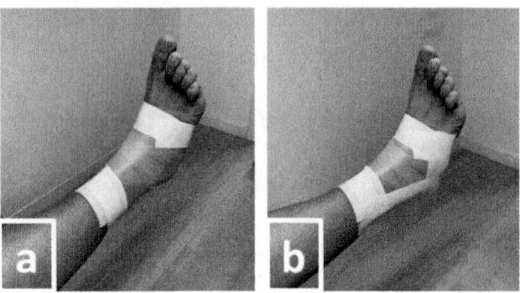

Figura 5.10 *Vendaje funcional de tobillo: a) tiras de anclaje; b) tiras activas.*

Fase 3: Entrenamiento de fuerza y control neuromuscular temprano

Con la evolución de la lesión, el trabajo activo cobra una mayor relevancia frente al trabajo pasivo.[63] Los ejercicios activos de flexión dorsal y plantar, así como de inversión y eversión, continúan siendo una opción de trabajo adecuada. Este trabajo debe progresar con el uso de resistencias (manuales por parte del fisioterapeuta o asistida mediante implementos como bandas elásticas) (**Figura 5.11**).[55] Particularmente, el fortalecimiento del movimiento de eversión en una posición de partida de flexión plantar es una opción interesante en la búsqueda de una prevención de futuras recurrencias en la lesión.[55] Es conveniente realizar este trabajo de fortalecimiento en rangos de movimiento indoloros. También, puede ser apropiado introducir ejercicios de fortalecimiento de la musculatura intrínseca del pie.[63]

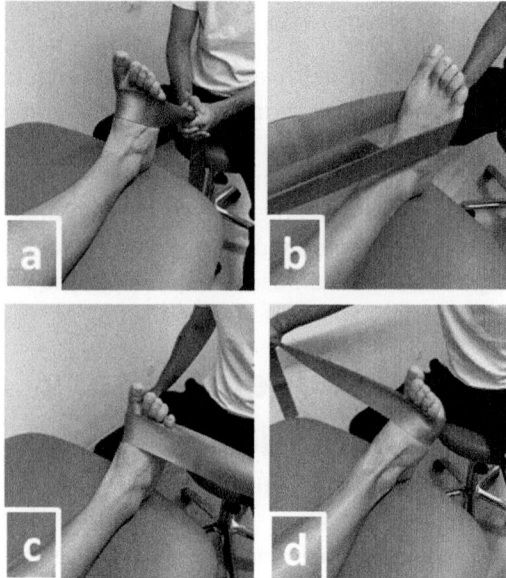

Figura 5.11 *Trabajo con bandas elásticas: a) flexores dorsales; b) flexores plantares; c) inversores; d) eversores.*

Reeducación de la marcha

El inicio del apoyo en carga y la deambulación se verá continuado con una reeducación de la marcha, cuando sea necesario. Este trabajo puede ser facilitado con el uso de barras paralelas o marcas en el suelo, así como con el empleo de un tapiz rodante.[63] También es posible utilizar señales acústicas que ayuden a conseguir una simetría temporal en los pasos de ambas extremidades. El objetivo es recuperar la normalidad en las fases de la marcha, recuperando la simetría en los movimientos y en los tiempos de apoyo de ambos lados.

Reeducación propioceptiva

La capacidad de propiocepción se ve habitualmente afectada tras una lesión de tobillo.[55] Tan pronto como la evolución lo permita, se deben iniciar ejercicios de reeducación propioceptiva para recuperar esta capacidad. En un primer momento, puede ser adecuado realizar ejercicios de reeducación propioceptiva en descarga, en decúbito supino, ofreciendo estímulos táctiles en diferentes superficies del pie a los que el paciente debe responder con movimientos previamente acordados. También, desde esta posición de descarga se pueden provocar pequeños impactos con elementos blandos como una pelota de tipo pilates, a los que el paciente debe responder estabilizando la articulación.

Con el progreso de la recuperación, será posible realizar ejercicios en carga parcial, incluso desde una posición de sedestación con el pie apoyado en el suelo, y más tarde en posición de bipedestación con carga parcial o total.[55,63] El uso de elementos inestables como platos y tablas de propiocepción, colchonetas o camas elásticas, puede ser una progresión de este tipo de trabajo.[55,63]

Los ejercicios de reeducación propioceptiva con apoyo monopodal, tanto con ojos abiertos como cerrados, son recomendables en esta fase.[63]

Ejercicios funcionales

En esta fase, es apropiada la introducción de ejercicios funcionales de las extremidades inferiores, particularmente de aquellos en los que la participación de la articulación del tobillo es relevante.[55]

La realización de sentadillas, zancadas (*lunges*) frontales y laterales, elevación de talones o puntillas, o la elevación de los dedos del pie con apoyo en los talones pueden ser opciones a trabajar, primero con el propio peso corporal y progresivamente con carga externa adicional.[63]

El entrenamiento del core mediante la plancha frontal y lateral, y el fortalecimiento de la musculatura de la cadera y la rodilla, suponen un aporte interesante al tratamiento, sobre todo desde el punto de vista de la estabilidad y la funcionalidad.[63] El puente o empuje de cadera, así como el peso muerto, son opciones de ejercicio de interés. El entrenamiento aeróbico con deambulación en suelo o cinta, o el uso de cicloergómetros, permitirá seguir aprovechando los efectos multisistémicos propios del entrenamiento aeróbico,[64] a la vez

que favorecen una movilidad del área lesionada.

Fase 4: Entrenamiento de fuerza y control neuromuscular avanzado

El objetivo de esta fase es ofrecer un trabajo de corte continuista pero progresivo de la fase anterior. Se trata de una fase de progresión del fortalecimiento, la agilidad, la potencia, la reeducación de la marcha y/o la carrera y la reeducación propioceptiva.

Los ejercicios con bandas elásticas pueden aumentar la resistencia y el rango de movimiento. Así mismo, es posible aumentar la carga de éstos con ejercicios realizados con el propio peso corporal o con cargas externas (p. ej. con el uso de poleas).[55,63]

Reeducación de la marcha y/o carrera

La reeducación de la marcha puede progresar en dificultad añadiendo elementos a sortear y superficies inestables, que supongan un reto añadido para el paciente. Esto también se puede trabajar añadiendo estímulos cognitivos duales que permitan el entrenamiento de la automatización de los movimientos.

En aquellos pacientes en los que sea viable por su nivel de capacidad y, sobre todo, en aquellos que requieran una vuelta al deporte, es interesante la introducción de la carrera.[63] Tanto en cinta como en suelo, es posible iniciar el reentrenamiento de la carrera de manera lineal. En una fase inicial se puede comenzar con velocidades bajas, que pueden ser aumentadas con la mejora de la capacidad. En cinta, pueden modificarse las velocidades y la inclinación para ofrecer estímulos adicionales. En suelo, y progresivamente, pueden introducirse giros en la carrera, primero con ángulos más abiertos y progresivamente con ángulos más cerrados, y cambios de dirección.

Reeducación propioceptiva

Los ejercicios de reeducación propioceptiva pueden progresar en complejidad, añadiendo superficies de un carácter todavía más inestable, utilizando elementos como el bosu, el dynair, u otros elementos similares.[55,63]

La introducción de tareas simultáneas, como el envío y recepción de una pelota con las manos o los pies, así como la introducción de tareas cognitivas duales, pueden suponer un reto añadido en esta parte del reentrenamiento.

Ejercicios funcionales

Los ejercicios de carácter funcional de la fase anterior pueden mantenerse en esta nueva fase, introduciendo progresivamente aumentos en la complejidad.

La introducción de elementos inestables para la realización de ejercicios puede ser una opción, pero se debe tener en cuenta que esto puede mermar la capacidad de obtener ganancias de fuerza por la necesidad del cuerpo de primar la búsqueda del equilibrio por encima de la producción máxima de fuerza.[65] Las sentadillas realizadas con mayor carga externa o de manera unilateral, la zancada con carga externa, el puente y empuje de cadera, o el peso muerto, realizados con una progresión adecuada de la carga, son clave en esta parte del programa.[63] Adicionalmente, la introducción de saltos bilaterales hacia delante, hacia detrás y de manera lateral, suponen un progreso en el trabajo.[63]

En esta fase, es posible una reincorporación parcial a tareas relacionadas con la práctica deportiva pero dentro de un enterno controlado. Diferentes tareas pueden simular entornos clásicos de cada disciplina de manera aislada, evitando los riesgos y la imprevisión de la práctica con compañeros.[55,63] Puede ser necesaria la introducción de vendajes funcionales como los vistos en las primeras fases para un mayor control y seguridad en la reincorporación a estas actividades.[55]

En el caso de no existir un deporte o actividad de alta intensidad a la que sea necesario retornar, es posible preparar la independencia y autonomía del paciente desde esta fase, con la implementación de estrategias de automanejo que permitan un trabajo autónomo y a largo plazo que evite la pérdida de las ganancias obtenidas mediante el programa, reduciendo así las probabilidades de recurrencia de la lesión.

Fase 5: Vuelta al deporte

Como última fase, se plantea el mantenimiento de la fase anterior de entrenamiento de fuerza y control neuromuscular avanzado.

En esta fase, la progresión de los ejercicios puede incorporar la realización de los saltos de manera unilateral (verticales, laterales y hacia delante; a un cajón o desde un cajón; saltos profundos y saltos de obstáculos) y ejercicios con escaleras de agilidad.[55,63]

Así mismo, se pueden introducir ejercicios de entrenamiento de salto y aterrizaje, tanto en superficies estables como inestables, sprint en carrera, técnica de carrera, entremiento de la pliometría y conceptos específicos de cada disciplina deportiva (uso de calzado específico; introducción de balón para desplazamientos en corto, largo y disparos; movimientos específicos de cada posición del jugador, etc.).[55,63]

Para esta parte, se pueden plantear tareas que incluyan entornos muy similares a los encontrados por el deportista en la competición, introduciendo elementos que requieran de respuesta rápida no conocida por el deportista. En este momento, se puede plantear la entrada en tareas del equipo, en las que se pueden introducir límites o condicionantes para asegurar una vuelta progresiva a la actividad.[55,63]

De nuevo, en esta fase puede ser necesaria la introducción de vendajes funcionales para un mayor control en la reincorporación a la práctica deportiva completa.[55]

Capítulo 6
SÍNDROME DE LA CINTILLA ILIOTIBIAL

DEFINICIÓN

El síndrome de la cintilla iliotibial (SCI) es una lesión por sobreuso relacionada con la irritación de estructuras alrededor de la rodilla, provocada a su vez por movimientos repetitivos de flexión y extensión.[66] El dolor en el SCI puede aparecer en cualquier zona del recorrido de la cintilla iliotibial (CI), desde el lateral del muslo al lateral del cóndilo femoral y tubérculo de Gerdy.[67]

Mecanismos de lesión

Existen diferentes teorías en relación con la etiología del SCI: la fricción sobre el cóndilo lateral de la CI al realizar la flexoextensión de rodilla, la compresión de la grasa cercana a la inserción distal de la CI o la inflamación de la bursa de la CI.[68] En corredores, algunos autores han propuesto que el SCI se podría deber a la existencia de una zona de choque en el cóndilo por parte de la CI a 30º de flexión.[69] Esto explicaría por qué los corredores refieren el momento de mayor dolor cuando apoyan el pie al correr (angulación cercana a los 30º de flexión de rodilla). Además, corredores habituales de rutas en pendiente o con menores ritmos, experimentan síntomas más severos al pasar tiempo mayor con esta angulación de rodilla.[69]

Aun así, la hipótesis del choque ha sido cuestionada por diversos autores, ya que la anatomía propia de la CI con respecto al cóndilo podría imposibilitar ese roce.[70] De ese modo, y tras identificarse un tejido adiposo altamente vascularizado e inervado bajo la CI, se ha propuesto que el SCI podría estar causado, de manera más probable, por un síndrome de compresión de este tejido.[68] Por último, la existencia de una bursa entre la CI y el cóndilo femoral, y hallazgos positivos en resonancia mágnetica compatibles con inflamación de tal estructura en pacientes con SCI, han provocado que el síndrome también se relacione con una posible bursitis.[71]

Sintomatología

Los corredores con SCI suelen referir dolor en la cara lateral de la rodilla, generalmente en la zona distal de la CI, entre el cóndilo femoral y su inserción en el tubérculo de Gerdy.[68] Mientras que al inicio del SCI este dolor despierta tras correr, según progresa el síndrome puede aparecer la molestia durante o al inicio de la carrera, pudiendo incluso el paciente referir dolor en reposo. En la anamnesis, conviene identificar si los síntomas han aparecido tras cambios en el volumen o intensidad del entrenamiento o asociados a correr en pendiente o cambios en la amplitud de zancada.[68]

Factores predisponentes

Diversos factores tanto intrínsecos (flexibilidad, fuerza o biomecánica) como extrínsecos (incremento excesivo del volumen de entrenamiento, calzado inapropiado o excesiva pendiente en carrera) han sido propuestos como contribuyentes al SCI.[68,72] Dentro de los intrínsecos, existen dos factores que han sido estudiados con mayor predominancia y han sido objeto de intervenciones: la debilidad de la musculatura abductora[73] y el incremento de la rotación interna tibial junto a la traslación lateral de cadera.[74]

VALORACIÓN

Junto a la identificación de síntomas y factores de riesgo mediante el examen subjetivo, la valoración para el diágnostico del SCI debe constar también de una serie de test clínicos. Esta exploración física constará de una compresión manual de la zona dolorosa mediante el **Test de compresión de Noble**, la evaluación de la rigidez de la CI mediante el **Test de Ober** o el **Test de Thomas modificado**, la valoración de la fuerza del glúteo mayor y abductores de cadera y, por último, el examen de la funcionalidad en apoyo mediante la **Prueba de bajar el escalón**.[75]

El **Test de compresión de Noble** se utiliza para provocar los síntomas del paciente al comprimir la CI a 30°. Partiendo de una flexión de 90°, y a la vez que se comprime el cóndilo lateral, se lleva la rodilla a extensión completa buscando reproducir la sintomatología del paciente (**Figura 6.1**).[76]

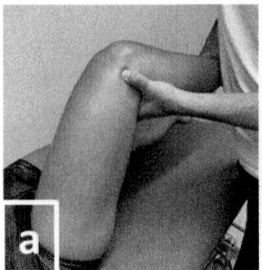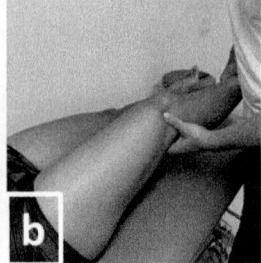

Figura 6.1 *Test de compresión de Noble: a-b) recorrido desde la posición inicial con flexion de 30° de rodilla hasta la posición final de extensión completa.*

El **Test de Ober** se utiliza habitualmente para evaluar la rigidez de la CI. La posición de inicio del test es con el paciente en decúbito lateral, rodilla con flexión de 90º y cadera en flexión y abducción. El test se realiza llevando la cadera a ligera extensión pasando la línea media del trocánter mayor y, a continuación, se deja caer el muslo en aducción de cadera (**Figura 6.2**). Si el muslo pasa ligeramente de la horizontal, se queda horizontal o no supera la horizontalidad, se considera que existe una restricción de la CI mínima, moderada o máxima, respectivamente.[77]

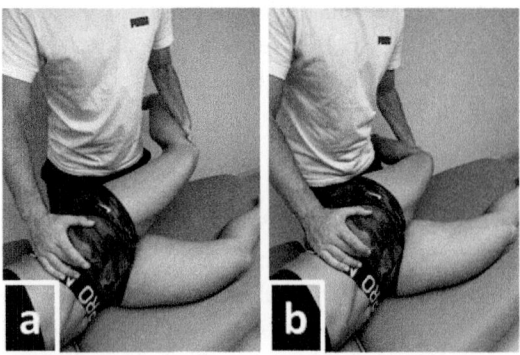

Figura 6.2 *Test de Ober: a) posición inicial; b) posición final.*

Por otra parte, dado que para el Test de Ober se necesita conseguir la neutralidad de extensión de cadera con flexión de rodilla, una alternativa para valorar la rigidez de la CI es el **Test de Thomas modificado**.[68,75] Con el paciente en decúbito supino en la camilla con solamente el tronco apoyada en ella, el paciente deja colgar la pierna a valorar mientras sujeta la otra (**Figura 6.3**). En el caso de una rigidez de la CI, al provocar una extensión pasiva de la pierna a valorar, la pierna mostrará una tendencia a ir hacia la abducción de cadera.[78]

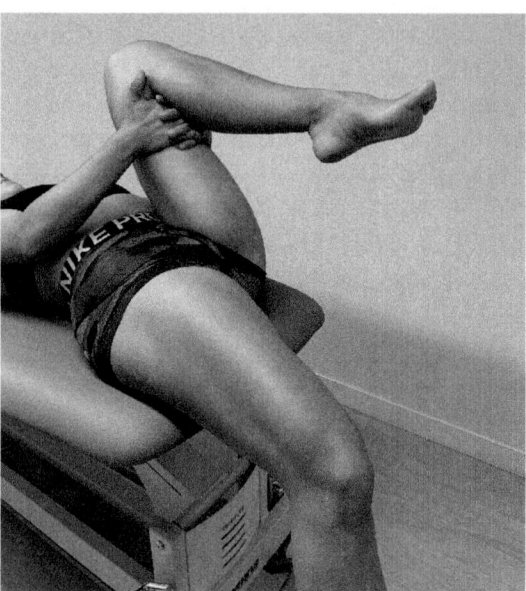

Figura 6.3 *Test de Thomas modificado.*

La fuerza del glúteo mayor y abductores de cadera puede ser valorada de manera objetiva utilizando un dinamómetro de mano para el examen de su fuerza isométrica. La valoración del glúteo mayor se realizará con el paciente en decúbito prono con rotación de cadera neutra y flexión de rodilla de 90º. Así, con el dinamómetro apoyado en la zona más cercana a la rodilla posterior al muslo, le pediremos al paciente que empuje con la máxima intensidad posible.[75] Por otra parte, la valoración de los abductores de cadera se realizará con el corredor en decúbito lateral, fijando el dinamómetro por encima del maléolo externo y pidiendo que realice una abducción de cadera a máxima intensidad.[79] Con ambos tests valoraremos tanto el lado sano como el afecto y comprobaremos si existe una fuerza simétrica entre ambos miembros.

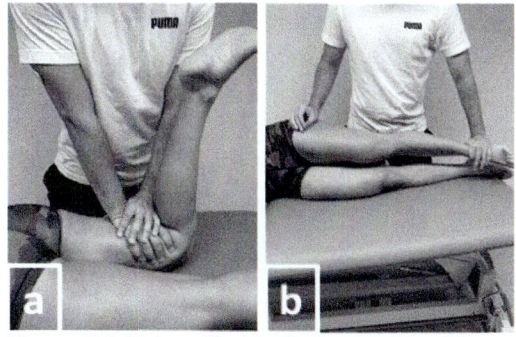

Figura 6.4 Valoración de la fuerza isométrica: a) glúteo mayor; b) abductores de cadera

Por último, el **Test funcional de bajar un escalón** nos ofrecerá información sobre posibles compensaciones presentes ante la incapacidad funcional de los glúteos para estabilizar la cadera en carga. Alguno de los signos que se relacionan con tal incapacidad funcional son la excesiva rotación interna del fémur junto un valgo de rodilla, la aducción de la cadera homolateral y la caída de la cadera contralateral.[75,80]

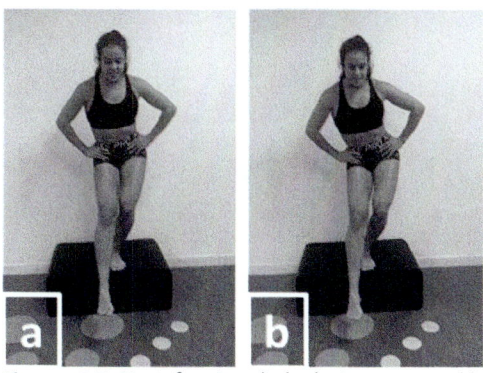

Figura 6.5 Test funcional de bajar un escalón: a) hallazgos normales; b) hallazgos compensatorios.

MANEJO

El abordaje activo del SCI propuesto en este capítulo está basado en el elaborado por Melling y cols. (2019).[81] Este planteamiento se desarrolla en 3 fases, iniciándose la rehabilitación con ejercicios en cadena cinética cerrada, progresando a ejercicios en cadena cinética abierta, y finalizando con ejercicios pliométricos. Los ejercicios correspondientes a cada fase se recogen en la **Figura 6.16**.

Junto a este programa, el paciente deberá de reducir o eliminar la carrera para minimizar la carga mientras implementa los ejercicios y su adaptación a la carrera, por ello, la educación del corredor con respecto a los factores

externos es esencial para un buen manejo del SCI.[75]

Además de los ejercicios descritos a continuación, algunos autores han propuesto combinar los ejercicios de fuerza con reentrenamiento de la carrera a través de la modificación de la cadencia de paso.[82] Esta intervención consiste en analizar, cuando la sintomatología lo permita, la cadencia por minuto del paciente a una velocidad de 10.5 km/h y aumentarla un 5%.[82] Este aumento de cadencia tiene el objetivo de reducir las fuerzas de impacto trasmitidas hacia la rodilla y mejorar la biomecánica de carrera (patrón de apoyo, longitud de paso y desplazamiento vertical).[83]

1ª fase

La activación muscular es el objetivo principal de esta fase, involucrando ejercicios dirigidos a activar en CCC la musculatura que estabilizará la cadera/cadena lateral en el apoyo durante la carrera. Los 4 ejercicios propuestos se recogen de la **Figura 6.6** a la **6.9**.

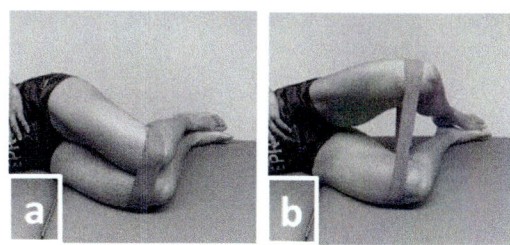

Figura 6.6 Aperturas en decúbito lateral: a) posición inicial; b) posición final.

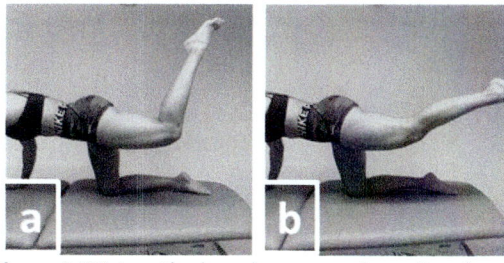

Figura 6.7 Extensión de cadera en cuadrupedia: a) con flexión de rodilla; b) con extensión de rodilla.

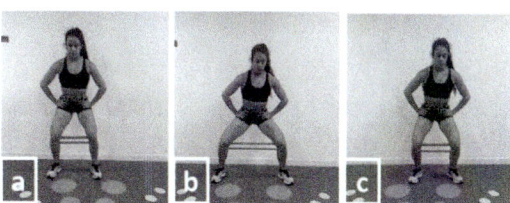

Figura 6.8 Pasos laterales con goma elástica: a) posición inicial; b: posición intermedia; c) posición final.

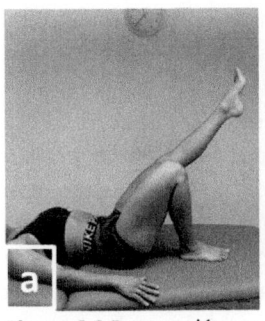
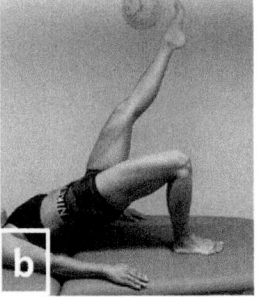

Figura 6.9 *Puente glúteo unilateral: a) posición inicial; b) posición final*

2ª fase

Una vez el corredor describa un dolor de 3/10 en una EVA o inferior será posible la progresión a esta fase, la cual consiste en ejercicios en carga monopodal. Mediante estos ejercicios, se busca activar y fortalecer la musculatura estabilizadora de la cadera, especialmente glúteos, en una situación cercana a la estabilización que se requerirá durante la carrera. Los ejercicios de esta fase se ilustran de la **Figura 6.10** a la **6.13**.

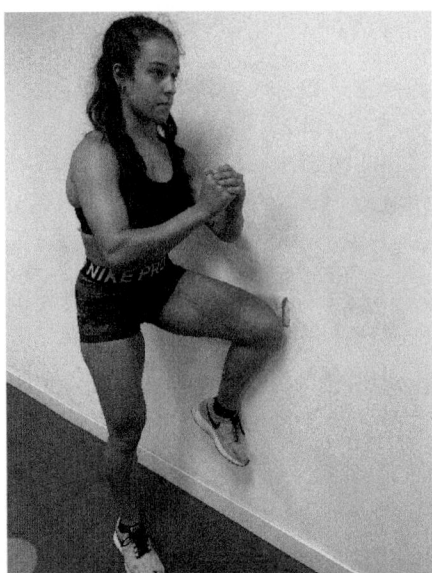

Figura 6.10 *Apoyo monopodal con descarga de lado sano.*

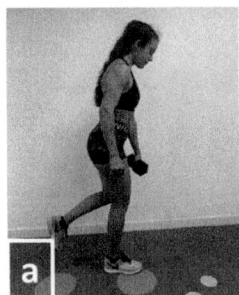
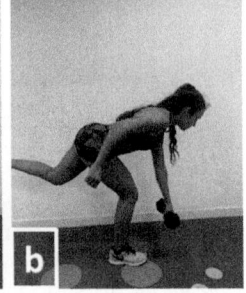

Figura 6.11 *Peso muerto unilateral: a) posición inicial; b) posición final.*

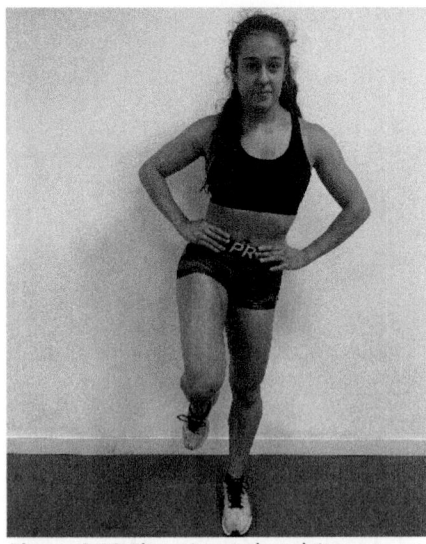

Figura 6.12 *Elevaciones de pelvis en carga.*

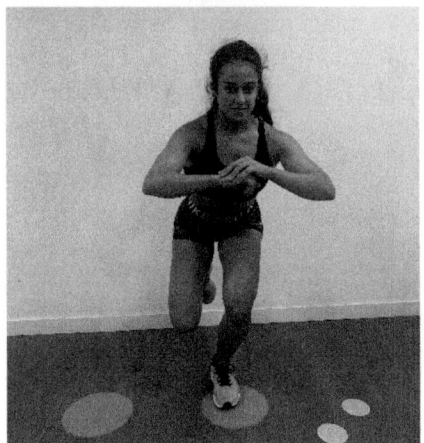

Figura 6.13 *Sentadillas unilaterales.*

3ª fase

En esta fase, en la que el dolor deberá ser mínimo, el paciente se reincorporará a la carrera y se incrementará la intensidad de los ejercicios de la 2ª fase. Los ejercicos incluidos en esta fase se centrarán en trabajo de saltos, incluyendo tanto aspectos del aterrizaje (**Figura 6.14**) como de la fase de impulso en el salto (**Figura 6.15**). Por una parte, los saltos dirigidos a mejorar el control en aterrizaje harán especial hincapié en que el contacto con el suelo se haga utilizando una predominancia de cadera (**Figura 6.14**). Se iniciará con ejercicios bipodales, y se progresará a aterrizajes con una sola pierna. Por otra parte, los saltos de entrenamiento de impulso y despegue se focalizarán en que la estrategia del paciente para saltar tenga una predominancia de cadera y pelvis, utilizando un espejo para ello (**Figura 6.15**). La progresión consistirá en realizar saltos en multiples direcciones.

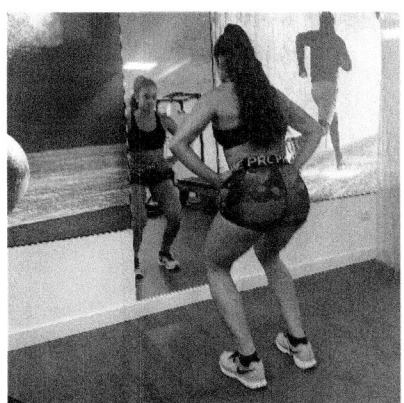

Figura 6.14 *Aterrizaje con predominancia de cadera.*

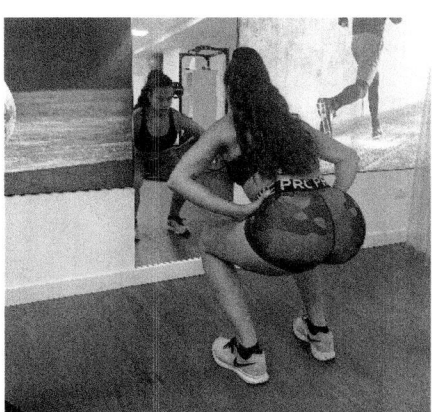

Figura 6.15 *Fase de impulso en el salto.*

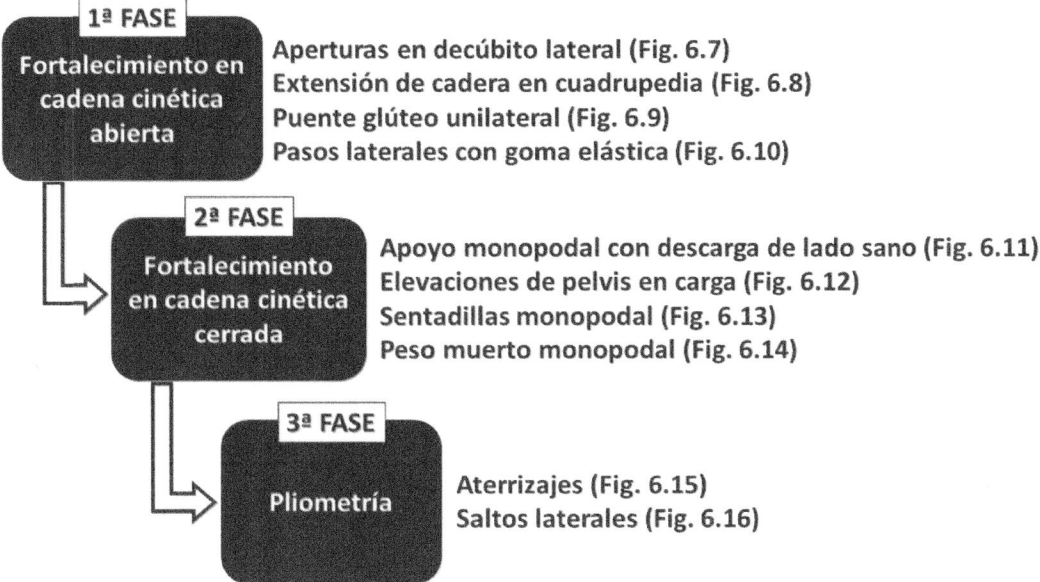

1ª FASE

Fortalecimiento en cadena cinética abierta

Aperturas en decúbito lateral (Fig. 6.7)
Extensión de cadera en cuadrupedia (Fig. 6.8)
Puente glúteo unilateral (Fig. 6.9)
Pasos laterales con goma elástica (Fig. 6.10)

2ª FASE

Fortalecimiento en cadena cinética cerrada

Apoyo monopodal con descarga de lado sano (Fig. 6.11)
Elevaciones de pelvis en carga (Fig. 6.12)
Sentadillas monopodal (Fig. 6.13)
Peso muerto monopodal (Fig. 6.14)

3ª FASE

Pliometría

Aterrizajes (Fig. 6.15)
Saltos laterales (Fig. 6.16)

Figura 6.16 *Fases del programa de ejercicios.*

Capítulo 7
ESTRÉS TIBIAL

INTRODUCCIÓN

La tibia es la estructura que presenta más reacciones y fracturas por estrés en corredores.[84] De este modo, este capítulo aborda de manera conjunta dos lesiones tibiales en corredores; el síndrome de estrés tibial medial (SETM), la cual es la lesión más frecuente en corredores (**Tabla 7.1**), y la fractura por estrés tibial (FET). Aunque se trata de dos lesiones diferentes, presentan similitudes con respecto a su sintomatología, valoración y manejo activo, motivo por el que se abordan conjuntamente en este libro.

Definición

El SETM consiste en una lesión del miembro inferior por sobreuso, el cual se caracteriza por dolor inducido por el ejercicio en el borde posteromedial de la tibia, entre el tercio medio y el distal.[85] De manera similar, las FET más comunes se sitúan en el borde posteromedial de la tibia, relacionándose su aparición por estrés repetitivo por sobreuso.[84]

Mecanismos de lesión

Mientras que la FET, como otras fracturas por estrés, tiene una etiología claramente definida, explicada como resultado de una carga repetitiva anormal en el hueso que conduce a una reaborción cortical local y que genera finalmente una fractura,[86] la etiología del SETM no está tan ampliamente aceptada.[87]

Posiblemente, dentro del contexto clínico de la fisioterapia, el término de periostitis ha sido el término más utilizado para referirse al SETM. Aun así, dado que estudios histológicos no han encontrado marcadores inflamatorios dentro del periostio, esta hipótesis ha quedado rechazada.[88] Por otra parte, los estudios en cadáveres tampoco identifican un tejido miofascial que se relacione de manera consistente con los síntomas del SETM, como podría pensarse por dolor de musculatura cercana (p. ej. soleo, tibial posterior o flexor largo de los dedos).[88] Sí se ha identificado que esta musculatura presenta una mayor sensibilidad en un SETM, pero no es certero si esto puede ser causa o efecto.[89] Finalmente, gracias al uso de pruebas de imagen, se ha propuesto que la causa más probable de los síntomas del SETM sean debidos a la reacción al estrés óseo por sobreuso e impacto repetitivo por la carrera.[88] Este estrés óseo se acompaña de edema en la médula ósea, elevación perióstica por el exudado óseo subyacente y reabsorción ósea del borde tibial posteromedial.[88]

Sintomatología

Tanto el SETM como las FET se caracterizan por dolor y sensibilidad aumentados por el ejercicio en el borde posteriomedial de la tibia, generalmente en el tercio medio o distal.[84,87] Los síntomas en ambas lesiones ocurren con el inicio de la carrera y disminuyen según avanza ésta, aunque pueden persistir durante toda la actividad. Según avanza la lesión, sobre todo en el SETM, los síntomas pueden permanecer tras la práctica deportiva, o incluso llegar a estar presentes en reposo.[87]

Factores predisponentes

Existe una amplia literatura que ha abordado el estudio de los factores que predisponen a un corredor a sufrir un SETM.[88,90–92] En cambio, para las FET, el estudio de los factores predisponentes no es tan profundo, y la propuesta de los mismos se ha hecho de manera conjunta con otras fracturas por estrés del miembro inferior[84] o de manera conjunta con el SETM.[92] Por ello, dado que el estudio para las factores de riesgo del SETM es más amplio y en profundidad, son los que se enumeran a continuación.

Múltiples factores de riesgo intrínsecos que favorecen la aparición del SETM han sido identicados, muchos de ellos modificables.[93] Entre estos factores destacan: (1) factores asociados a la fase de apoyo: el aumento de la caída de la pelvis, de la rotación interna de cadera y de la caída del escafoides y la reducción de la flexión de rodilla; (2) factores asociados a la fase de despegue: torsión abductora y elevación temprana del talón, y (3) otros factores no modificables como el sexo.[93] Como factor extrínseco, únicamente se ha descrito el aumento excesivo (> 30%) de la distancia de carrera en un corto periodo de tiempo.[94]

VALORACIÓN

El diagnóstico del SETM y de las FET es esencialmente clínico, acompañándose de pruebas de imagen en el caso de duda.[87] Dentro de la evaluación del paciente, la identificación de síntomas es, a menudo, suficiente para eliminar patalogías vasculares o nerviosas, relacionando de este modo la sintomatología del paciente con un SETM o FET.[87] En cambio, la diferenciación entre SETM o FET es más difícil y, en algunos casos, es necesario una gammagrafía ósea o resonancia magnética para la confirmación de uno u otro.[95]

Junto con la historia del paciente, el examen físico puede ser suficiente para el diagnóstico del SETM.[87] En este examen, el dolor a la palpación debe presentarse en los dos tercios distales de la tibia (**Figura 7.1**). Esta palpación del borde posteromedial ha mostrado una mayor sensibilidad que otras pruebas provocativas como el salto o la percusión.[87] Otros autores, a su vez, han propuesto el uso de algometría para la cuantificación del dolor a la presión.[96]

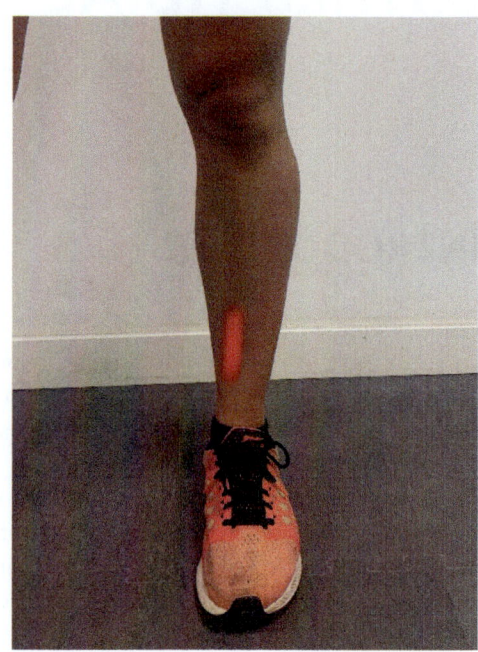

Figura 7.1 *Zona de dolor en el SETM.*

También es conveniente la identificación de los factores de riesgo para su posterior corrección. Aunque diferentes tests en estático han sido propuestos para valorar el pie en el SETM (p. ej. el **Índice de Postura del Pie** o el **Test de caída del escafoides**)[87], el análisis biomecánico de la marcha y de la carrera puede ser más conveniente para la identificación de factores modificables a reentrenar.

Una propuesta de análisis de la carrera puede ser la realizada por Dingenen y cols. (2018) en en cinta rodante en corredores sanos.[97] Mediante captura de vídeo frontal y lateral de marcadores reflectantes (en esternón, espinas iliacas antero superiores, trocánter mayor, cóndilo femoral, cabeza del peroné y maléolo lateral), estos autores identifican diferentes líneas y ángulos usando el posterior análisis de los vídeos mediante el software Kinovea®. De entre los factores predisponentes descritos anteriormente, mediante este método se puede analizar en la fase de apoyo la caída de la pélvis, el valgo de rodilla mediante la aducción femoral y una menor flexión de rodilla.[97] La **Figura 7.2** muestra un ejemplo de la toma para el análisis de estos 3 parámetros.

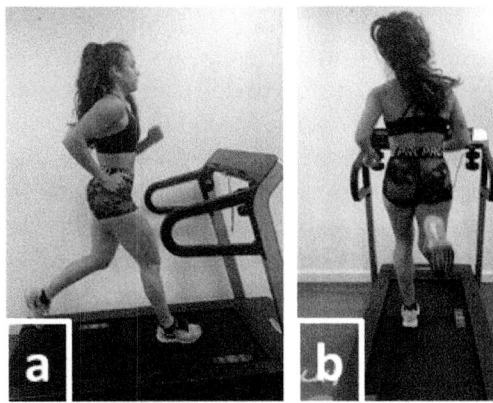

***Figura 7.2** Análisis de la carrera para identifación de factores de riesgo en el SETM: a) vista de plano sagital b) vista posterior de plano frontal.*

MANEJO

La fisioterapia activa propuesta como tratamiento del SETM o de las FET está focalizada especialmente en el manejo de la carga que se transduce hacia la tibia tras el impacto del pie en el apoyo de la marcha o la carrera. Además, el abordaje correctivo de los factores predisponentes identificados en la valoración será importante desde un aspecto preventivo.

La rehabilitación la podemos dividir en dos fases, con un manejo similar a otras lesiones vistas previamente como la FP (Capítulo 3).[98] En una primera fase, el paciente tendrá que limitar aquellas actividades que supongan una mínima generación de fuerzas de impacto, sobre todo ante la presencia de una FET, intentando mantener la condición cardiovascular con actividades sin impacto (p. ej. bicicleta, carrera o natación en piscina, o carrera en cinta desgravitada).[84] En una segunda fase, el corredor deberá realizar una adaptación progresiva a la carrera. La propuesta recogida en la **Tabla 3.1**. sería una opción válida con este fin. Una alternativa similar es la descrita por Warden y cols (2014) en su programa de retorno gradual a la carrera.[99] Esta opción, recogida en la **Tabla 7.1**, se basa en sesiones de 30 minutos que combinan andar y trote o carrera, progresando a un mayor tiempo de trote y carrera gradualmente. En primer lugar, el corredor no deberá manisfestar síntomas durante sus actividades diarias para poder comenzar la fase I. La asimilación de la carga e impacto se evaluará mediante la monitorización de los síntomas del paciente.[99] Así, no deberá aparecer ningún síntoma ni durante la sesión ni posteriormente a ella, tanto el mismo día como al día siguiente (para las fases I y II siempre habrá un dia de descanso después de cada día de ejercicio).[99] En caso de que no aparezcan síntomas, se progresará entre sesiones de cada fase y entre fases. En cambio, si al realizar una sesión aparecen síntomas, el corredor deberá de realizar en la siguiente sesión la anterior carga de trabajo. Así, este programa utiliza la carga gradual guiada estrictamente por los síntomas del paciente, facilitando la progresión por parte del fisioterapeuta.

En lo que respecta al enfoque preventivo de los factores contribuyentes, distintas propuestas activas pueden realizarse dirigidas a los posibles factores presentes. Un ejemplo sería el fortalecimiento de los abductores de cadera para tratar de corregir la caída pélvica y la rotación interna de cadera en el apoyo. La debilidad de este grupo muscular también ha sido identificado como un factor presente en pacientes con SETM.[91] Una posible progresión para fortalecer la musculatura abductora es la recogida anteriormente de la **Figura 6.6** a la **6.15**.

Por otra parte, con el fin de reducir las fuerzas absorbidas por la tibia por el impacto del pie en la carrera, algunos autores han propuesto dos modificaciones de la mécanica de carrera: el aumento de la cadencia y el cambio de patrón de apoyo del pie (pasar de un apoyo con retropié a un apoyo con antepié). El aumento de la cadencia (número de pasos totales por minuto) de un corredor se ha asociado a menores cargas de impacto, mientras que se mantiene o reduce el consumo de oxígeno.[99] Las pautas recomendadas son de un aumento del 10% o menos de la cadencia preferida por el corredor. Para ello, podemos utilizar un metrónomo que aporte retroalimentación de tal incremento. Para este mismo fin, existen también aplicaciones de móvil o listas de música que facilitan correr a una cadencia determinada.

En cuanto al cambio biomécanico en el reentrenamiento de la carrera en pacientes con SETM y FET del patrón de apoyo del pie, pasando de un apoyo con retropié (el habitual en la mayoría de los corredores) a uno con antepié, está justificado desde el hecho que el primero se asocia con mayores fuerzas reactivas del suelo comparadas con el segundo.[99] Existen diferentes métodos para el cambio biomécanico y transición hacia el apoyo con antepié, desde el uso de sensores que dan feedback al corredor en como es su apoyo[100] al uso de calzado minimalista.[99] En caso de optar por el uso de calzado minimalista, cabe indicar que la transición a este calzado debe de hacerse lentamente y asociarse con un fortalecimiento de la musculatura intrínseca del pie.

Por último, otros enfoques como el entrenamiento de fuerza del miembro inferior también han sido propuestos en la recuperación de las FET.[98] Debido a que una de las mayores funciones del músculo durante la carrera es absorber las fuerzas de impacto[101] y su entrenamiento favorece el aumento de la densidad del mineral óseo, diferentes tipos de entrenamiento de fuerza son recomendables para realizar en la recuperación de las FET. Por ello, dentro de la rehabilitación de una FET, y posiblemente también para el SETM, sería adecuado programar tanto el entrenamiento de fuerza para la ganancia de fuerza máxima del miembro inferior como para aumentar la resistencia muscular, favoreciendo así tanto la regeneración ósea como la dotación al músculo de una mejor respuesta ante la fatiga.

Tabla 7.1 *Programa de retorno graduado a la carrera adaptado de Warden y cols. 2014*

Sesión	FASE*		
	I**	II	III
1	30 min	Trote 30 min	Carrera 30 min al ritmo normal
2	3 series; 9 min / 1 min	Carrera 30 min al 60% del ritmo normal	Carrera 30 min al ritmo normal
3	3 series; 8 min / 2 min	Carrera 30 min al 60% del ritmo normal	Reposo
4	3 series; 7 min / 3 min	Carrera 30 min al 70% del ritmo normal	Carrera 30 min al ritmo normal
5	3 series; 6 min / 4 min	Carrera 30 min al 80% del ritmo normal	
6	3 series; 4 min / 6 min	Carrera 30 min al 90% del ritmo normal	
7	3 series; 2 min / 8 min	Carrera 30 min al ritmo normal	

* Para la fase I y II programar un día de descanso entre sesiones.

**El tiempo corresponde a: andar/trote (50% del ritmo normal de carrera).

Capítulo 8
LESIONES DE LOS ISQUIOTIBIALES

DEFINICIÓN

El isquiotibial es un grupo muscular formado por el semitendinoso, semimebranoso y bíceps femoral (éste a su vez está dividido en cabeza larga y cabeza corta), los cuales son músculos biarticulares (excepto la cabeza corta del bíceps femoral) al originarse en la tuberosidad isquiática e insertarse en la tibia o peroné. Su lesión en corredores se relaciona con el movimiento cíclico de la carrera, caracterizándose por ser lesiones por sobreuso.[102] A su vez, las porciones medias y distales de los isquiotibiales son las más susceptibles de sufrir una lesión muscular de este tipo.[103]

Mecanismos de lesión

Las lesiones de los isquiotibiales en corredores de larga distancia presentan una peculiaridad fundamental respecto a las ocasionadas en otros deportes; mientras que en deportes donde existen momentos de carrera a altas intensidades (p. ej. fútbol o pruebas de velocidad de atletismo) las lesiones tienen una naturaleza aguda al excederse la capacidad de los isquiotibiales para resistir una tensión excéntrica alta,[104] en los corredores de larga distancia tales lesiones se relacionan en mayor término con una naturaleza por sobreuso.[102] Esto se debe a que en la carrera de larga distancia no existen altas fuerzas de tensión excéntrica motivadas por la última fase del balanceo como sí ocurre a velocidades altas, provocando una menor activación y elongación de los isquiotibiales.

Las lesiones en corredores de larga distancia se relacionan con la fase de apoyo temprana, es decir, el contacto del pie en el suelo, y las fuerzas de reacción del suelo que ocurren durante esta fase, sobre todo para los corredores donde predomina el apoyo con el retropié.[102] Este mecanismo ha sido defendido desde la perspectiva de que las fuerzas de reacción resultantes al apoyar con el retropié provocan una mayor carga sobre los isquiotibiales, sumado a las tensiones provocadas ante una longitud del paso más larga.[102] De ese modo, el mecanismo lesional de los isquiotibiales en corredores de larga distancia se relacionaría con la carga acumulada por la tensión del músculo durante los ciclos de la carrera, que eventualmente excedería la capacidad del músculo para tales tensiones.[105]

Sintomatología

Los principales síntomas de una lesión de los isquiotibiales son el dolor en la región muscular lesionada y debilidad muscular en los gestos que implican flexión de rodilla activa.[106] Aun así, la intensidad de ambos síntomas dependerá del grado de lesión muscular presente.

Factores predisponentes

Los factores contribuyentes a la aparición de una lesión de isquiotibial por sobreuso en corredores son generalmente de índole biomecánico. Además, el tiempo de recuperación entre sesiones también es un factor importante a considerar.

En relación con los componentes biomecánicos que pueden predisponer a un corredor a lesionarse de los isquiotibiales, el apoyo con retropié es el factor que presenta un mayor consenso en la literatura.[107] Este tipo de apoyo, el cual es el preferido por los corredores, implicaría una mayor fuerza de reacción del suelo, carga que se trasmitiría a la unidad muscular de los isquiotibiales en el momento de mayor susceptibilidad de los mismos, es decir, cuando están en posición de elongación, similar a lo producido cuando se da una longitud de paso larga.[107]

Por otra parte, en relación con el tiempo de recuperación tras carrera, éste dependerá de la intensidad de la misma. Esta intensidad estará marcada, de manera habitual en este tipo de corredores, por la distancia recorrida. Por ejemplo, después de realizar un maratón, estudios con resonancia han evidenciado la presencia de daño muscular inducido por la carrera prolongado, sobre todo en las porciones medias y distales de los isquiotibiales.[103]

VALORACIÓN

Mientras que la literatura se ha centrado en las lesiones de los isquiotibiales por altas velocidades, las lesiones en corredores de larga distancia carecen de evidencia suficiente para hacer una distinción marcada en relación con la valoración de las mismas respecto a las lesiones agudas. De ese modo, deberemos considerar recomendaciones diseñadas para lesiones agudas, las cuales se fundamentan en un examen clínico donde debe existir (1) dolor a la palpación del músculo, (2) dolor posterior del muslo sin síntomas radiculares y/o flexibilidad disminuida al estiramiento (elevación de la pierna recta) y (3) dolor y/o

debilidad a la flexión resistida de rodilla (debilidad de un 20% de fuerza con respecto a la pierna contralateral).[106]

Del mismo modo, es recomendable la exploración ecográfica para determinar el grado de severidad de la lesión.[106]

MANEJO

Para abordar de manera activa las lesiones de isquiotibiales en corredores y también su prevención, nuestra propuesta se basa en aquellos mecanismos lesionales que han demostrado predisponer al corredor al lesionarse, fundamentalmente en el reentrenamiento de la carrera para facilitar un apoyo con el antepié y una menor longitud de paso. Otras propuestas como el entrenamiento de fuerza podrían ser útiles, aunque se carece de literatura para realizar una propuesta de este tipo.

Así, anteriormente en el **Capítulo 7**, ha sido descrito cómo realizar un reentrenamiento con el corredor y hacer una transición hacia el apoyo con antepié. Este cambio también podrá influir de manera positiva al acortar la longitud de paso del corredor.

REFERENCIAS

1.   Encuesta de Hábitos Deportivos en España 2022. Síntesis de resultados. 2022.

2.   León N. Runómetro: el mayor estudio de mercado sobre running en España [Internet]. We are testers. 2017 [citado 17 de marzo de 2021]. Disponible en: https://www.wearetesters.com/investigacion-de-mercados/runometro-el-mayor-estudio-de-mercado-sobre-running-en-espana

3.   VI Estudio CinfaSalud: Percepción y hábitos de los corredores [Internet]. Cinfasalud. [citado 17 de marzo de 2021]. Disponible en: https://cinfasalud.cinfa.com/p/estudio-cinfasalud-running/

4.   SPAIN_Strava_YIS2020_PressBook_FINAL.pdf [Internet]. Google Docs. [citado 17 de marzo de 2021]. Disponible en: https://drive.google.com/file/d/1nuKf40wBbYWtOHaKAwAjCN-rKwSgUGzR/view?usp=sharing&usp=embed_facebook

5.   Hespanhol Junior LC, Pillay JD, van Mechelen W, Verhagen E. Meta-Analyses of the Effects of Habitual Running on Indices of Health in Physically Inactive Adults. Sports Med. Octubre de 2015;45(10):1455–68.

6.   Lopes AD, Junior LCH, Yeung SS, Costa LOP. What are the Main Running-Related Musculoskeletal Injuries? Sports Med. 2012;15.

7.   Scott A, Squier K, Alfredson H, Bahr R, Cook JL, Coombes B, et al. ICON 2019: International Scientific Tendinopathy Symposium Consensus: Clinical Terminology. Br J Sports Med. Marzo de 2020;54(5):260–2.

8.   Hof AL, Van Zandwijk JP, Bobbert MF. Mechanics of human triceps surae muscle in walking, running and jumping. Acta Physiol Scand. Enero de 2002;174(1):17–30.

9.   Cook JL, Rio E, Purdam CR, Girdwood M, Ortega-Cebrian S, Docking SI. El continuum de la patología de tendón: concepto actual e implicaciones clínicas. Apunts Medicina de l'Esport. Abril de 2017;52(194):61–9.

10.   Cook JL, Purdam CR. Is tendon pathology a continuum? A pathology model to explain the clinical presentation of load-induced tendinopathy. British Journal of Sports Medicine. Junio de 2009;43(6):409–16.

11.   Cook JL, Rio E, Purdam CR, Docking SI. Revisiting the continuum model of tendon pathology: what is its merit in clinical practice and research? Br J Sports Med. Octubre de 2016;50(19):1187–91.

12.   Cardoso TB, Pizzari T, Kinsella R, Hope D, Cook JL. Current trends in tendinopathy management. Best Pract Res Clin Rheumatol. Febrero de 2019;33(1):122–40.

13.   Robinson JM, Cook JL, Purdam C, Visentini PJ, Ross J, Maffulli N, et al. The VISA-A questionnaire: a valid and reliable index of the clinical severity of Achilles tendinopathy. Br J Sports Med. Octubre de 2001;35(5):335–41.

14.   Hernández-Sánchez S, Poveda-Pagán EJ, Alakhdar-Mohmara Y, Hidalgo MD, Fernández-de-Las-Peñas C, Arias-Buría JL. Cross-cultural Adaptation of the Victorian Institute of Sport Assessment-Achilles (VISA-A) Questionnaire for Spanish Athletes With Achilles Tendinopathy. J Orthop Sports Phys Ther. Febrero de 2018;48(2):111–20.

15.   Murphy MC, Newsham-West R, Cook J, Chimenti RL, de Vos RJ, Maffulli N, et al. TENDINopathy Severity Assessment - Achilles (TENDINS-A): Development and Content Validity Assessment of a New Patient-Reported Outcome Measure for Achilles Tendinopathy. J Orthop Sports Phys Ther. Noviembre de 2023;54(1):1–16.

16.   Cook J, Khan K, Kiss Z, Purdam C, Griffiths L. Reproducibility and clinical utility of tendon palpation to detect patellar tendinopathy in young basketball players. Br J Sports Med. Febrero de 2001;35(1):65–9.

17.   Alfredson H, Cook J. A treatment algorithm for managing Achilles tendinopathy: new treatment options. Br J Sports Med. Abril de 2007;41(4):211–6.

18.   Mascaró A, Cos MÀ, Morral A, Roig A, Purdam C, Cook J. Load management in tendinopathy: Clinical progression for Achilles and patellar tendinopathy. Apunts Medicina de l'Esport. Enero de 2018;53(197):19–27.

19.   Rio E, Kidgell D, Purdam C, Gaida J, Moseley GL, Pearce AJ, et al. Isometric exercise induces analgesia and reduces inhibition in patellar tendinopathy. Br J Sports Med. Octubre de 2015;49(19):1277–83.

20.   Gatz M, Betsch M, Dirrichs T, Schrading S, Tingart M, Michalik R, et al. Eccentric and Isometric Exercises in Achilles Tendinopathy Evaluated by the VISA-A Score and Shear Wave Elastography. Sports Health. Agosto de 2020;12(4):373–81.

21.   Holden S, Lyng K, Graven-Nielsen T, Riel H, Olesen JL, Larsen LH, et al. Isometric exercise and pain in patellar tendinopathy: A randomized crossover trial. J Sci Med Sport. Marzo de 2020;23(3):208–14.

22.   Yu J, Park D, Lee G. Effect of eccentric strengthening on pain, muscle strength, endurance, and functional fitness factors in male patients with achilles tendinopathy. Am J Phys Med Rehabil. Enero de 2013;92(1):68–76.

23.   Malliaras P, Barton CJ, Reeves ND, Langberg H. Achilles and patellar tendinopathy loading programmes: a systematic review comparing clinical outcomes and identifying potential mechanisms for effectiveness. Sports Med. Abril de 2013;43(4):267–86.

24.   Beyer R, Kongsgaard M, Hougs Kjær B, Øhlenschlæger T, Kjær M, Magnusson SP. Heavy Slow Resistance Versus Eccentric Training as Treatment for Achilles Tendinopathy: A Randomized Controlled Trial. Am J Sports Med. Julio de 2015;43(7):1704–11.

25.   Lunsford BR, Perry J. The standing heel-rise test for ankle plantar flexion: criterion for normal. Phys Ther. Agosto de 1995;75(8):694–8.

26.   Tenforde AS, Yin A, Hunt KJ. Foot and Ankle Injuries in Runners. Phys Med Rehabil Clin N Am. Febrero de 2016;27(1):121–37.

27.   Petraglia F, Ramazzina I, Costantino C. Plantar fasciitis in athletes: diagnostic and treatment strategies. A systematic review. Muscles Ligaments Tendons J. Marzo de 2017;7(1):107–18.

28.   Goff JD. Diagnosis and Treatment of Plantar Fasciitis. 2011;84(6):7.

29.   Kindred J, Trubey C, Simons SM. Foot Injuries in Runners: Current Sports Medicine Reports. Septiembre de 2011;10(5):249–54.

30.   Lim A, How C, Tan B. Management of plantar fasciitis in the outpatient setting. Singapore Med J. Abril de 2016;57(04):168–71.

31.   Ribeiro AP, Sacco ICN, Dinato RC, João SMA. Relationships between static foot alignment and dynamic plantar loads in runners with acute and chronic stages of plantar fasciitis: a cross-sectional study. Braz J Phys Ther. Febrero de 2016;20(1):87–95.

32.   Huffer D, Hing W, Newton R, Clair M. Strength training for plantar fasciitis and the intrinsic foot musculature: A systematic review. Physical Therapy in Sport. Marzo de 2017;24:44–52.

33.   Rathleff MS, Mølgaard CM, Fredberg U, Kaalund S, Andersen KB, Jensen TT, et al. High-load strength training improves outcome in patients with plantar fasciitis: A randomized controlled trial with 12-month follow-up: HL strength training and plantar fasciitis. Scand J Med Sci Sports. Junio de 2015;25(3):e292–300.

34.   Moen MH, Bongers T, Bakker E, Weir A, Zimmermann W, van der Werve M, et al. The Additional Value of a Pneumatic Leg Brace in the Treatment of Recruits with Medial Tibial Stress Syndrome; a Randomized Study. Journal of the Royal Army Medical Corps. Diciembre de 2010;156(4):236–40.

35.   McKeon PO, Hertel J, Bramble D, Davis I. The foot core system: a new paradigm for understanding intrinsic foot muscle function. Br J Sports Med. Marzo de 2015;49(5):290–290.

36.   Lynn SK, Padilla RA, Tsang KKW. Differences in Static- and Dynamic-Balance Task Performance After 4 Weeks of Intrinsic-Foot-Muscle Training: The Short-Foot Exercise Versus the Towel-Curl Exercise. Journal of Sport Rehabilitation. Noviembre de 2012;21(4):327–33.

37.   Lee E, Cho J, Lee S. Short-Foot Exercise Promotes Quantitative Somatosensory Function in Ankle Instability: A Randomized Controlled Trial. Med Sci Monit. Enero de 2019;25:618–26.

38.   Mulligan EP, Cook PG. Effect of plantar intrinsic muscle training on medial longitudinal arch morphology and dynamic function. Manual Therapy. Octubre de 2013;18(5):425–30.

39.   Visentini PJ, Khan KM, Cook JL, Kiss ZS, Harcourt PR, Wark JD. The VISA score: an index of severity of symptoms in patients with jumper's knee (patellar tendinosis). Victorian Institute of Sport Tendon Study Group. J Sci Med Sport. Enero de 1998;1(1):22–8.

40.   Hernandez-Sanchez S, Hidalgo MD, Gomez A. Responsiveness of the VISA-P scale for patellar tendinopathy in athletes. Br J Sports Med. Marzo de 2014;48(6):453–7.

41.   Breda SJ, Oei EHG, Zwerver J, Visser E, Waarsing E, Krestin GP, et al. Effectiveness of progressive tendon-loading exercise therapy in patients with patellar tendinopathy: a randomised clinical trial. Br J Sports Med. Mayo de 2021;55(9):501–9.

42.   Rath E, Schwarzkopf R, Richmond JC. Clinical signs and anatomical correlation of patellar tendinitis. Indian J Orthop. 2010;44(4):435–7.

43.   Clifford C, Challoumas D, Paul L, Syme G, Millar NL. Effectiveness of isometric exercise in the management of tendinopathy: a systematic review and meta-analysis of randomised trials. BMJ Open Sport Exerc Med. 2020;6(1):e000760.

44.   Purdam CR, Jonsson P, Alfredson H, Lorentzon R, Cook JL, Khan KM. A pilot study of the eccentric decline squat in the management of painful chronic patellar tendinopathy. British Journal of Sports Medicine. Agosto de 2004;38(4):395–7.

45.   Kongsgaard M, Kovanen V, Aagaard P, Doessing S, Hansen P, Laursen AH, et al. Corticosteroid injections, eccentric decline squat training and heavy slow resistance training in patellar tendinopathy. Scand J Med Sci Sports. Diciembre de 2009;19(6):790–802.

46.   Waterman BR, Owens BD, Davey S, Zacchilli MA, Belmont PJJ. The Epidemiology of Ankle Sprains in the United States. JBJS. Octubre de 2010;92(13):2279–84.

47.   Hubbard-Turner T, Turner MJ. Physical Activity Levels in College Students With Chronic Ankle Instability. J Athl Train. Julio de 2015;50(7):742–7.

48.   Konradsen L, Bech L, Ehrenbjerg M, Nickelsen T. Seven years follow-up after ankle inversion trauma. Scand J Med Sci Sports. Junio de 2002;12(3):129–35.

49.   van Rijn RM, van Os AG, Bernsen RMD, Luijsterburg PA, Koes BW, Bierma-Zeinstra SMA. What is the clinical course of acute ankle sprains? A systematic literature review. Am J Med. Abril de 2008;121(4):324-331.e6.

50.   Gerber JP, Williams GN, Scoville CR, Arciero RA, Taylor DC. Persistent disability associated with ankle sprains: a prospective examination of an athletic population. Foot Ankle Int. Octubre de 1998;19(10):653–60.

51.   Doherty C, Delahunt E, Caulfield B, Hertel J, Ryan J, Bleakley C. The incidence and prevalence of ankle sprain injury: a systematic review and meta-analysis of prospective epidemiological studies. Sports Med. Enero de 2014;44(1):123–40.

52.   Morrison KE, Kaminski TW. Foot characteristics in association with inversion ankle injury. J Athl Train. Marzo de 2007;42(1):135–42.

53.   Taunton JE, Ryan MB, Clement DB, McKenzie DC, Lloyd-Smith DR, Zumbo BD. A retrospective case-control analysis of 2002 running injuries. Br J Sports Med. Abril de 2002;36(2):95–101.

54.   Saki F, Yalfani A, Fousekis K, Sodejani SH, Ramezani F. Anatomical risk factors of lateral ankle sprain in adolescent athletes: A prospective cohort study. Physical Therapy in Sport. Marzo de 2021;48:26–34.

55.   Brukner P, Khan K. Clinical Sports Medicine: Injuries, Fifth Edition. McGraw-Hill Education Australia; 2016.

56.   Malanga GA, Mautner K. Musculoskeletal Physical Examination E-Book: An Evidence-Based Approach. Elsevier Health Sciences; 2016.

57.   Chen ET, McInnis KC, Borg-Stein J. Ankle Sprains: Evaluation, Rehabilitation, and Prevention. Current Sports Medicine Reports. Junio de 2019;18(6):217–23.

58.   Mitsiokapa E, Mavrogenis AF, Drakopoulos D, Mauffrey C, Scarlat M. Peroneal nerve palsy after ankle sprain: an update. Eur J Orthop Surg Traumatol. Enero de 2017;27(1):53–60.

59.   Bennell KL, Talbot RC, Wajswelner H, Techovanich W, Kelly DH, Hall AJ. Intra-rater and inter-rater reliability of a weight-bearing lunge measure of ankle dorsiflexion. Aust J Physiother. 1998;44(3):175–80.

60.   Konor MM, Morton S, Eckerson JM, Grindstaff TL. Reliability of three measures of ankle dorsiflexion range of motion. Int J Sports Phys Ther. Junio de 2012;7(3):279–87.

61.   Stiell I. Ottawa ankle rules. Can Fam Physician. Marzo de 1996;42:478–80.

62.   Dubois B, Esculier JF. Soft-tissue injuries simply need PEACE and LOVE. Br J Sports Med. Enero de 2020;54(2):72–3.

63.   Sanford Orthopedics Sports Medicine. Ankle Sprain Rehabilitation Guideline [Internet]. Disponible en: https://www.sanfordhealth.org/-/media/org/files/medical-professionals/resources-and-education/014000-01095-flyer-ankle-sprain-rehabilitation-pt-guideline.pdf

64.   Fiuza-Luces C, Garatachea N, Berger NA, Lucia A. Exercise is the real polypill. Physiology. Septiembre de 2013;28(5):330–58.

65.   Behm DG, Anderson K, Curnew RS. Muscle force and activation under stable and unstable conditions. J Strength Cond Res. Agosto de 2002;16(3):416–22.

66.   van der Worp MP, van der Horst N, de Wijer A, Backx FJG, Nijhuis-van der Sanden MWG. Iliotibial band syndrome in runners: a systematic review. Sports Med. Noviembre de 2012;42(11):969–92.

67.   Charles D, Rodgers C. A literature review and clinical commentary on the development of iliotibial band syndrome in runners. Intl J Sports Phys Ther. Mayo de 2020;15(3):460–70.

68.   Strauss EJ, Kim S, Calcei JG, Park D. Iliotibial Band Syndrome: Evaluation and Management: American Academy of Orthopaedic Surgeon. Diciembre de 2011;19(12):728–36.

69.   Orchard JW, Fricker PA, Abud AT, Mason BR. Biomechanics of iliotibial band friction syndrome in runners. Am J Sports Med. Junio de 1996;24(3):375–9.

70.   Fairclough J, Hayashi K, Toumi H, Lyons K, Bydder G, Phillips N, et al. The functional anatomy of the iliotibial band during flexion and extension of the knee: implications for understanding iliotibial band syndrome. J Anat. Marzo de 2006;208(3):309–16.

71.   Ekman EF, Pope T, Martin DF, Curl WW. Magnetic resonance imaging of iliotibial band syndrome. Am J Sports Med. Diciembre de 1994;22(6):851–4.

72.   Noehren B, Schmitz A, Hempel R, Westlake C, Black W. Assessment of Strength, Flexibility, and Running Mechanics in Men With Iliotibial Band Syndrome. J Orthop Sports Phys Ther. Marzo de 2014;44(3):217–22.

73.   Mucha MD, Caldwell W, Schlueter EL, Walters C, Hassen A. Hip abductor strength and lower extremity running related injury in distance runners: A systematic review. Journal of Science and Medicine in Sport. Abril de 2017;20(4):349–55.

74.   Aderem J, Louw QA. Biomechanical risk factors associated with iliotibial band syndrome in runners: a systematic review. BMC Musculoskelet Disord. Diciembre de 2015;16(1):356.

75.   Baker RL, Souza RB, Fredericson M. Iliotibial Band Syndrome: Soft Tissue and Biomechanical Factors in Evaluation and Treatment. PM&R. Junio de 2011;3(6):550–61.

76.   Noble CA. Iliotibial band friction syndrome in runners. Am J Sports Med. Agosto de 1980;8(4):232–4.

77.   Gose JC, Schweizer P. Iliotibial band tightness. J Orthop Sports Phys Ther. 1989;10(10):399–407.

78.   Clapis PA, Davis SM, Davis RO. Reliability of inclinometer and goniometric measurements of hip extension flexibility using the modified Thomas test. Physiother Theory Pract. Abril de 2008;24(2):135–41.

79.   Fredericson M, Cookingham CL, Chaudhari AM, Dowdell BC, Oestreicher N, Sahrmann SA. Hip abductor weakness in distance runners with iliotibial band syndrome. Clin J Sport Med. Julio de 2000;10(3):169–75.

80.   Hollman JH, Ginos BE, Kozuchowski J, Vaughn AS, Krause DA, Youdas JW. Relationships between Knee Valgus, Hip-Muscle Strength, and Hip-Muscle Recruitment during a Single-Limb Step-Down. Journal of Sport Rehabilitation. Febrero de 2009;18(1):104–17.

81.   Mellinger S, Neurohr GA. Evidence based treatment options for common knee injuries in runners. Ann Transl Med. Octubre de 2019;7(S7):S249–S249.

82.   Allen DJ. Treatment of distal iliotibial band syndrome in a long distance runner with gait re-training emphasizing step rate manipulation. Int J Sports Phys Ther. Abril de 2014;9(2):222–31.

83.   Heiderscheit BC, Chumanov ES, Michalski MP, Wille CM, Ryan MB. Effects of Step Rate Manipulation on Joint Mechanics during Running. Med Sci Sports Exerc. Febrero de 2011;43(2):296–302.

84.   Kahanov L, Eberman L, Games K, Wasik M. Diagnosis, treatment, and rehabilitation of stress fractures in the lower extremity in runners. OAJSM. Marzo de 2015;87.

85.   Mubarak SJ, Gould RN, Lee YF, Schmidt DA, Hargens AR. The medial tibial stress syndrome. A cause of shin splints. Am J Sports Med. Agosto de 1982;10(4):201–5.

86.	Matcuk GR, Mahanty SR, Skalski MR, Patel DB, White EA, Gottsegen CJ. Stress fractures: pathophysiology, clinical presentation, imaging features, and treatment options. Emerg Radiol. Agosto de 2016;23(4):365–75.

87.	Reshef N, Guelich DR. Medial Tibial Stress Syndrome. Clinics in Sports Medicine. Abril de 2012;31(2):273–90.

88.	Newman P, Witchalls J, Waddington G, Adams R. Risk factors associated with medial tibial stress syndrome in runners: a systematic review and meta-analysis. OAJSM. Noviembre de 2013;229.

89.	Newman P, Adams R, Waddington G. Two simple clinical tests for predicting onset of medial tibial stress syndrome: shin palpation test and shin oedema test. Br J Sports Med. Septiembre de 2012;46(12):861–4.

90.	Hamstra-Wright KL, Bliven KCH, Bay C. Risk factors for medial tibial stress syndrome in physically active individuals such as runners and military personnel: a systematic review and meta-analysis. Br J Sports Med. Marzo de 2015;49(6):362–9.

91.	Becker J, Nakajima M, Wu WFW. Factors Contributing to Medial Tibial Stress Syndrome in Runners: A Prospective Study. Medicine & Science in Sports & Exercise. Octubre de 2018;50(10):2092–100.

92.	Yagi S, Muneta T, Sekiya I. Incidence and risk factors for medial tibial stress syndrome and tibial stress fracture in high school runners. Knee Surg Sports Traumatol Arthrosc. Marzo de 2013;21(3):556–63.

93.	Menéndez C, Batalla L, Prieto A, Rodríguez MÁ, Crespo I, Olmedillas H. Medial Tibial Stress Syndrome in Novice and Recreational Runners: A Systematic Review. IJERPH. Octubre de 2020;17(20):7457.

94.	Nielsen RØ, Parner ET, Nohr EA, Sørensen H, Lind M, Rasmussen S. Excessive Progression in Weekly Running Distance and Risk of Running-Related Injuries: An Association Which Varies According to Type of Injury. J Orthop Sports Phys Ther. Agosto de 2014;44(10):739–47.

95.	Moran DS, Evans RK, Hadad E. Imaging of lower extremity stress fracture injuries. Sports Med. 2008;38(4):345–56.

96.	Newman P, Waddington G, Adams R. Shockwave treatment for medial tibial stress syndrome: A randomized double blind sham-controlled pilot trial. Journal of Science and Medicine in Sport. Marzo de 2017;20(3):220–4.

97.	Dingenen B, Barton C, Janssen T, Benoit A, Malliaras P. Test-retest reliability of two-dimensional video analysis during running. Physical Therapy in Sport. 2018;33:40–7.

98.	Liem BC, Truswell HJ, Harrast MA. Rehabilitation and Return to Running After Lower Limb Stress Fractures: Current Sports Medicine Reports. 2013;12(3):200–7.

99.	Warden SJ, Davis IS, Fredericson M. Management and Prevention of Bone Stress Injuries in Long-Distance Runners. J Orthop Sports Phys Ther. Octubre de 2014;44(10):749–65.

100.	Sharma J, Weston M, Batterham AM, Spears IR. Gait Retraining and Incidence of Medial Tibial Stress Syndrome in Army Recruits. Medicine & Science in Sports & Exercise. Septiembre de 2014;46(9):1684–92.

101.	Dugan SA, Bhat KP. Biomechanics and analysis of running gait. Phys Med Rehabil Clin N Am. Agosto de 2005;16(3):603–21.

102.   Johnson CD, Davis IS. A comparison of ground reaction force waveforms and step length between recreational endurance runners with hamstring injuries and healthy controls. Clinical Biomechanics. Abril de 2021;84:105334.

103.   Higashihara A, Nagano Y, Ono T, Fukubayashi T. Differences in activation properties of the hamstring muscles during overground sprinting. Gait Posture. Septiembre de 2015;42(3):360–4.

104.   Yu B, Liu H, Garrett WE. Mechanism of hamstring muscle strain injury in sprinting. J Sport Health Sci. Junio de 2017;6(2):130–2.

105.   Kalkhoven JT, Watsford ML, Impellizzeri FM. A conceptual model and detailed framework for stress-related, strain-related, and overuse athletic injury. Journal of Science and Medicine in Sport. Agosto de 2020;23(8):726–34.

106.   Mendiguchia J, Martinez-Ruiz E, Edouard P, Morin JB, Martinez-Martinez F, Idoate F, et al. A Multifactorial, Criteria-based Progressive Algorithm for Hamstring Injury Treatment. Medicine & Science in Sports & Exercise. Julio de 2017;49(7):1482–92.

107.   Sugimoto D, Kelly BD, Mandel DL, d'Hemecourt DA, Carpenito SC, d'Hemecourt CA, et al. Running Propensities of Athletes with Hamstring Injuries. Sports. Septiembre de 2019;7(9):210.